C0-CJU-766

LILY RAMÍREZ

RECETAS Lily

BY LILY RAMÍREZ

Mi misión es inspirarte, darte herramientas para que transformes tu vida e incorpores nuevos hábitos más saludables.

La clave para lograr el bienestar y salud que necesitas está en la planificación y organización, por eso quiero que esta guía sea un paso importante para conseguirlo.

En poco tiempo te darás cuenta que hacer Meal prep es la mejor manera para mantenerte comiendo rico, saludable, en las cantidades adecuadas y a las horas correctas, e incluso será tu aliado para lograr tus objetivos ya sea pérdida de peso o aumentar.

Con amor.

Lily

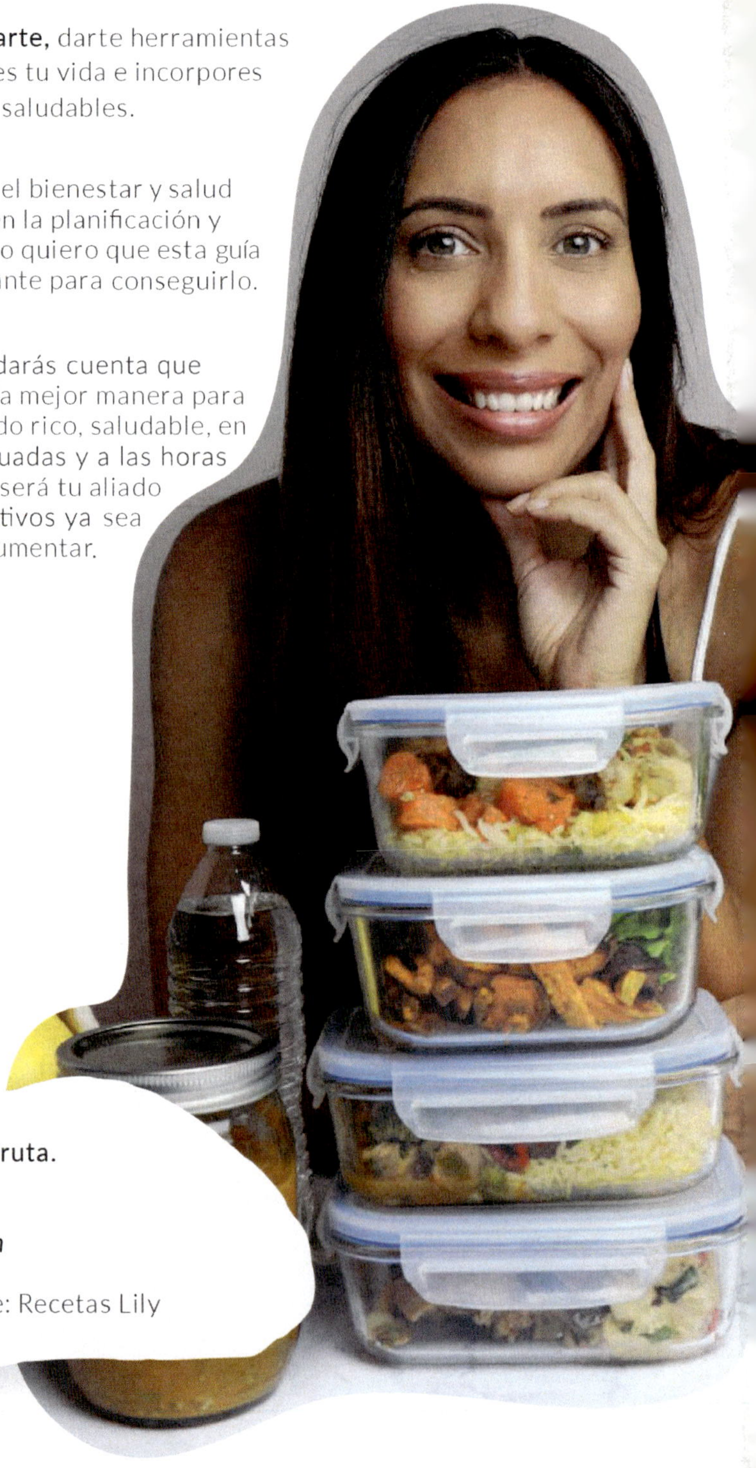

Cocina, sonríe, disfruta.

Más inspiración en:
www.recetaslily.com

Mi canal de YouTube: Recetas Lily

También por Lily Ramírez:

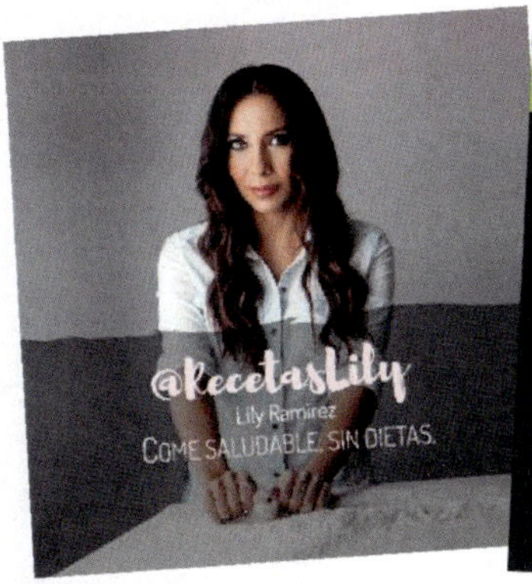

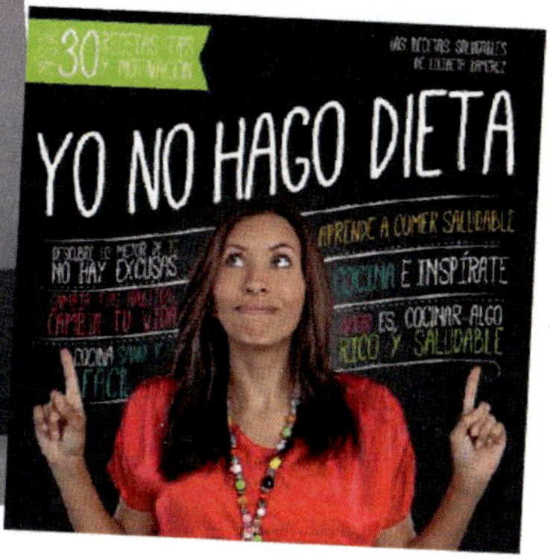

Recetas y fotografía de platos:

Lily Ramírez

Diseño gráfico libro: **Lumos Agency**

Diseño gráfico portada: **Lumos Agency**

Copyright 2019 RECETASLILY | GMARK, INC

Todos los derechos reservados

Copyrighted material

Reservados todos los derechos. No se permite la reproducción total o parcial de esta obra, ni su incorporación a un sistema informático, ni su transmisión en cualquier forma o por cualquier medio (electrónico, mecánico, fotocopia, grabación u otros) sin autorización previa y por escrito de los titulares del copyright.

La infracción de dichos derechos puede constituir un delito contra la propiedad intelectual.

Para cualquier pregunta referente a este libro, por favor contactarnos recetaslily@gmail.com

Meal prep

Mi historia con el *meal prep*

Por varios años siempre quise integrarme a esta onda meal prep, admirando la organización de esas personas que lograban tener todo listo en pocas horas de un día del fin de semana. En mi caso, como trabajo desde casa creando contenido de recetas diariamente, no lo veía necesario. ***Sin embargo, un día decidí hacer la prueba y unirme a esta tendencia, enganchada con la promesa de tener más tiempo libre y, te confieso, es una de las mejores decisiones que he tomado en mi vida.***

Antes preparaba la comida cada día y tenía que correr a tomar la foto; muchas veces mi esposo tenía que esperar a que yo terminara para empezar a comer. Con todo listo puedo tomar las fotos tranquilamente y eso se traduce en mayor calidad.

Eso por la parte de mi trabajo. A nivel personal, definitivamente ahora tengo más tiempo. REQUIERE ORGANIZACIÓN, pero cuando llega la hora de comer, abres la nevera y tienes toda tu comida saludable, deliciosa y perfectamente preparada, vale todo el esfuerzo el sentir esa sensación de satisfacción.

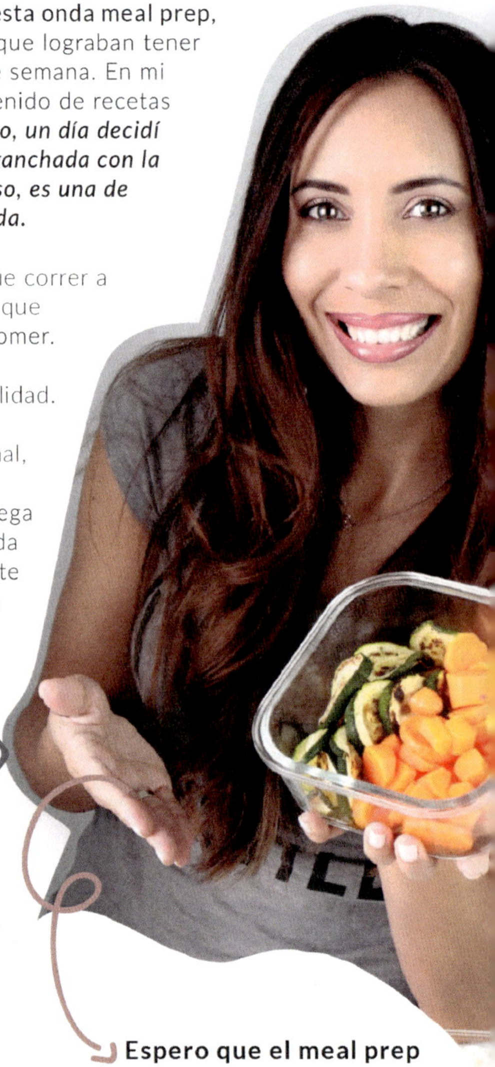

Ahora soy tan fan de esta tendencia que me he convertido en embajadora y he creado este plan para ti, para hacerte la vida más fácil y llevarte por el camino del bienestar en todo sentido.

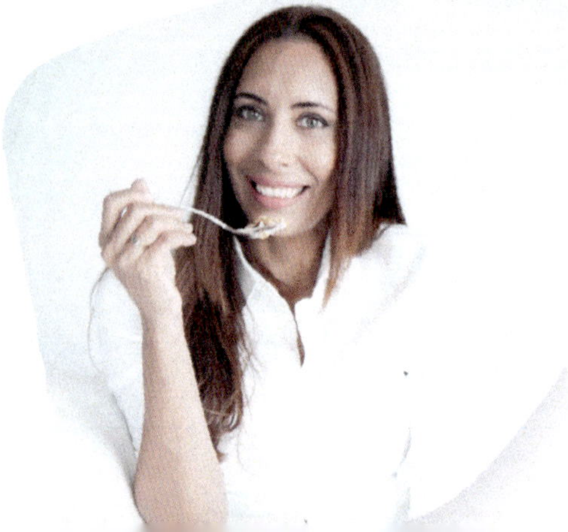

Espero que el meal prep también genere en ti un cambio positivo.

Índice

Introducción

AL MEAL PREP O PREPARACIÓN ANTICIPADA DE COMIDA

Si has llegado hasta aquí es porque quieres un cambio en tus hábitos por unos más saludables. Tal vez has pasado por muchas dietas, pero esta es tu primera vez en un plan que cambiará la manera de ver tu alimentación. **¡No es una dieta!** Te hará más consciente de los ingredientes que utilizas, experimentarás bienestar al tener tu comida lista y sentirás satisfacción al ser consciente de que estás dando a tu cuerpo los nutrientes correctos.

Mi planteamiento es una alimentación 80/20

¿Qué significa? Comer en casa comida natural (80%) y muy pocos alimentos ultraprocesados (20%). Estos últimos los guardarás para salidas de fin de semana, reuniones con amigos, ese dulce que te provocó el sábado, la torta de cumpleaños y el traguito o vinito de la noche. Pero no te recomiendo tener productos ultra procesados en casa.

La idea no es eliminar comidas para convertirlas en tentaciones, lo que queremos es conocer los alimentos que nos nutren y los que no, para tomar las mejores decisiones la mayor cantidad de tiempo.

El meal prep te permitirá ahorrar y optimizar, por donde lo veas.
El meal prep es el aliado en tu cambio de hábitos, en tu alimentación consciente. Te ayudará ahorrar y optimizar, por donde lo veas es el aliado en tu cambio de hábitos.

Parece mentira la cantidad de tiempo que inviertes pensando en lo que vas a comer cada día, cocinar, lavar los trastes, limpiar la cocina. Ni hablar del dinero que gastas al comer en la calle. ***¿Pero sabes cuál es el beneficio más importante?*** Tu salud. No solo porque comes más saludable para mantenerte físicamente sano, sino que todo el tiempo ahorrado puedes dedicarlo a alguna actividad que te haga feliz.

Así es, todos son beneficios, incluyendo tener más tiempo libre para dedicarte a las cosas que te apasionan.

He creado este libro con las herramientas para organizar tus comidas, pero espero que tengas muy presente que **no es una dieta.**

En este menú te toparás con dos conceptos importantes que parecen lo mismo, pero no lo son: ***meal prep*** y ***batch cooking.***

Tanto el ***Meal prep*** como el ***batch cooking*** consisten en preparar comida en lote con antelación. Es decir, varias preparaciones a la vez para reducir tiempo en la cocina. La diferencia está en cómo las conservas en la nevera.

Meal prep: la guardas en el contenedor o tupper ya porcionada y dividida en la ración que vas a comer.

Ejemplo: porción de pollo al jengibre + champiñones + arroz.

El día de consumirlo: solo sacas el contenedor y lo calientas.

Batch cooking: guardas cada preparación por separado.

Ejemplo: en un contenedor conservas el arroz, en otro el pollo al jengibre, en otro los champiñones.

El día de consumirlo: sacas cada contenedor y sirves la porción para calentar.

Ambas son válidas y recomendables, toma tú la decisión para escoger cuál se adapta mejor a tu estilo de vida.

Para ayudarte, te voy a dar los pros y los contra de cada una:

Meal prep vs batch cooking

MEAL PREP		BATCH COOKING	
Pros	**Contras**	**Pros**	**Contras**
• Ahorras tiempo al momento de comer porque guardas la comida en el mismo recipiente. ¡Solo sacas el contenedor del refrigerador y listo! • Tienes las raciones calculadas en cada contenedor. Perfecto si quieres perder peso. • Puedes llevar tu comida al trabajo sin necesidad de servirla ese mismo día.	• Al tener las comidas preparadas se dificulta hacer cambios de alimentos o improvisar. • El tiempo de la preparación puede extenderse ya que debes contemplar el tiempo de armado de los contenedores por día. • Pueden combinarse los sabores. • Algún alimento podría dañar otro al guardarse juntos. (No es lo común)	• Puedes servirte la comida con los ingredientes que más te provoquen cada día. • Ahorras tiempo el día de preparación, ya que el envasado es más fácil y rápido.	• Al abrir y cerrar constantemente los contenedores se corre el riesgo de acelerar la descomposición de los alimentos. Esto se soluciona guardando las porciones en varios contenedores. Ejemplo: si haces arroz para cuatro días, divídelo en dos envases y los primeros dos días abre un solo contenedor. • Necesitas más tiempo en el día a día para armar la comida.

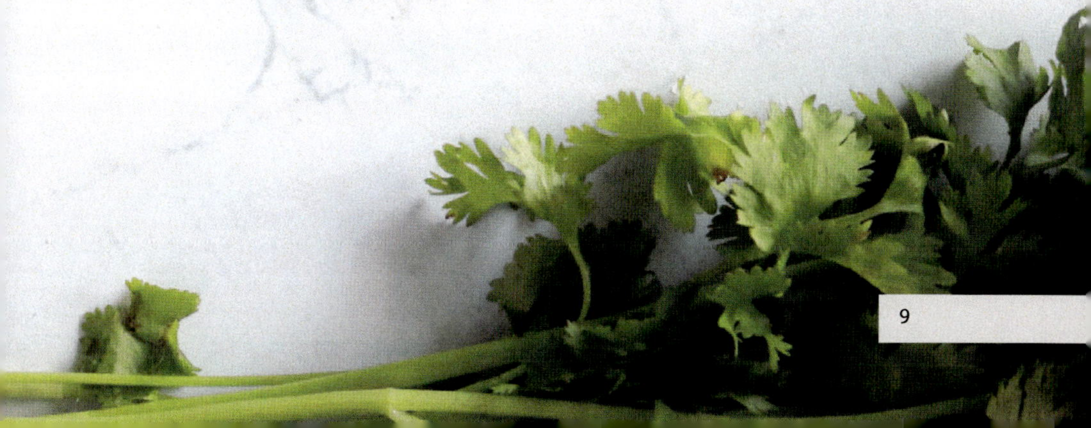

Qué encontrarás

EN ESTE LIBRO

01 Equipamiento esencial para preparar las recetas

02
- Menú según tipo de comidas para todos los niveles de Meal prep
- Menú sugerido para 5 días con todas las comidas
- Recetas especiales para el fin de semana

✓**03** **LISTA** de compras

04 Organización paso a paso de la preparación de alimentos ***(batch cooking)***

05 Cómo almacenarlo

06 Cómo conservarlo

07 ¿Cómo servirlo?

08 Recetario con 26 recetas.

09 Sustituciones de alimentos

✓**10** Glosario de términos

Equipamiento
ESENCIAL

Creo fielmente que la calidad debe prevalecer a la cantidad. De nada sirve tener sartenes de colores y tamaños distintos si te queman la comida, la pegan, no funcionan o están elaborados con materiales tóxicos. Es mejor tener menos, pero de calidad.

Lo sé, los buenos son más costosos. Pero a eso me refiero, es mejor gastar más en algo que te va a durar mucho tiempo, que ahorrarse unos centavos y comprar algo que tendremos que reemplazar en pocos meses.

Además, mientras menos trastes, más organización, más paz mental.

Los mejores materiales para ollas son:

- Acero inoxidable
- Titanium
- Vidrio
- Hierro fundido
- Aluminio anodizado

No recomiendo

- Aluminio
- Teflón

JUEGO DE OLLAS

- 1 olla grande para sopa o pasta
- 1 sartén de 30 cm
- 1 sartén de 25 cm
- 2 ollas tipo paila, pequeñas con tapa

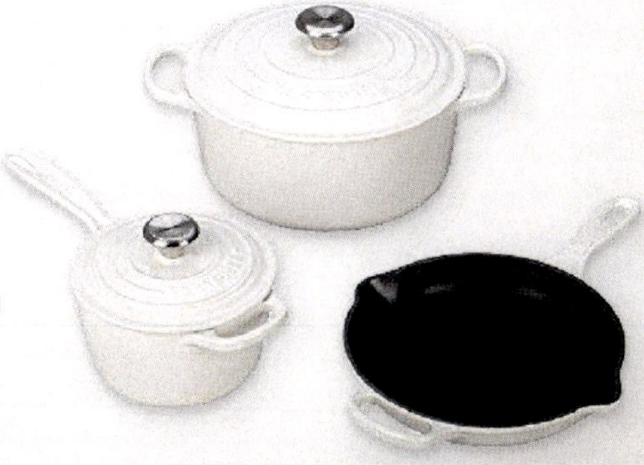

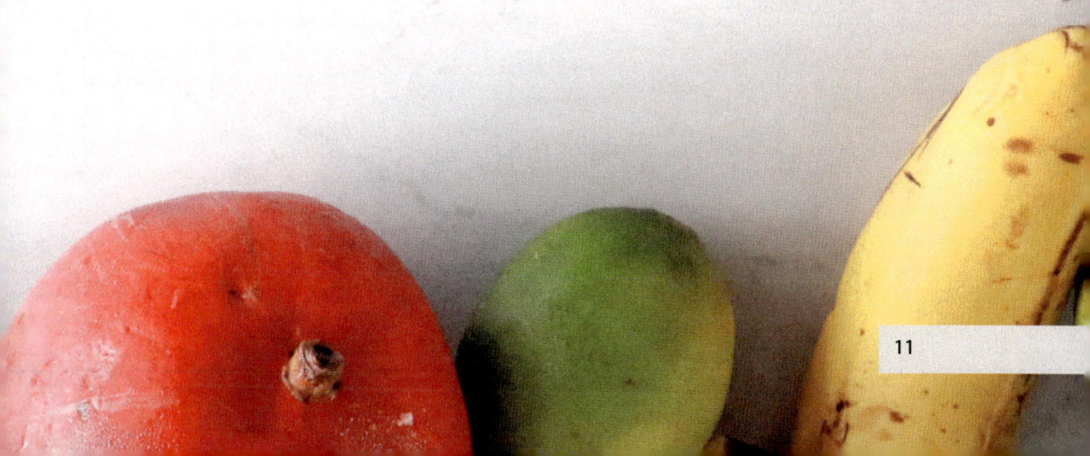

¿QUÉ NECESITAS?

ELECTRODOMÉSTICOS BÁSICOS

- [ ] Licuadora
- [ ] Procesador de alimentos
- [ ] Plancha eléctrica
- [ ] Horno
- [ ] Nevera
- [ ] Cocina

UTENSILIOS PARA COCINAR

- [ ] Tazas medidoras
- [ ] Cucharas medidoras
- [ ] Balanza
- [ ] Cuchara de madera
- [ ] Espátula para pancakes
- [ ] Cuchara para remover
- [ ] Cucharón de sopa
- [ ] Pinza para sujetar alimentos
- [ ] Batidor de mano
- [ ] 2 o 3 bowls para mezclar
- [ ] Colador
- [ ] Brocha
- [ ] Rallador
- [ ] Abridor de latas
- [ ] Termómetro para carne
- [ ] Sacacorchos o descorchador de botellas
- [ ] Tablas para cortar. Preferiblemente una para proteínas y otra para vegetales. Recomiendo material sintético antes que madera, ya que es más higiénico y duradero
- [ ] Pisa papas
- [ ] Peladores de frutas y verduras. Recomiendo tres: el de pieles blandas, el de pieles duras y el rallador con el que obtienes pasta de los vegetales

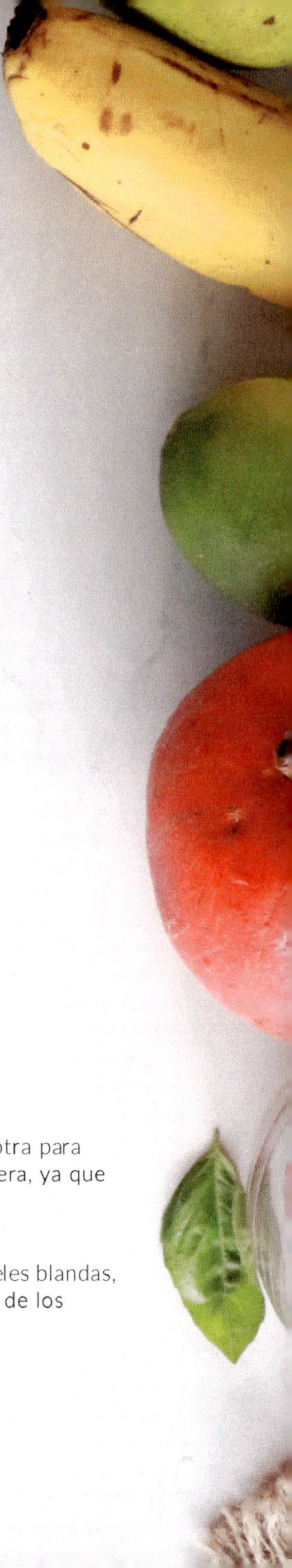

PARA HORNEAR

- Manta de silicona
- Moldes de silicona para hornear: uno para pan, uno para torta y uno para muffins
- Bandeja para horno
- Recipiente cuadrado de vidrio o de silicona para lasañas.

PARA ALMACENAR

- Contenedores de vidrio de distintos tamaños, por lo menos cinco. Dependiendo de la cantidad de personas en tu familia necesitarás más o menos.
- *Jars* o frascos de vidrio para almacenar salsas, sopas, avena, etc.
- Bolsas con cierre hermético para congelar.

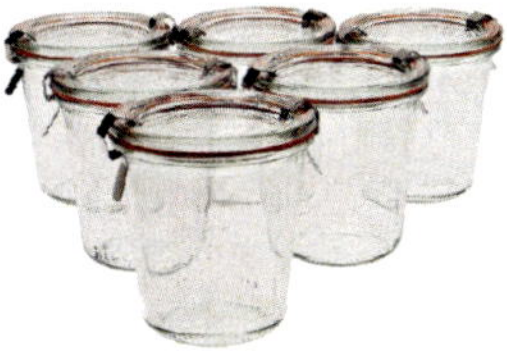

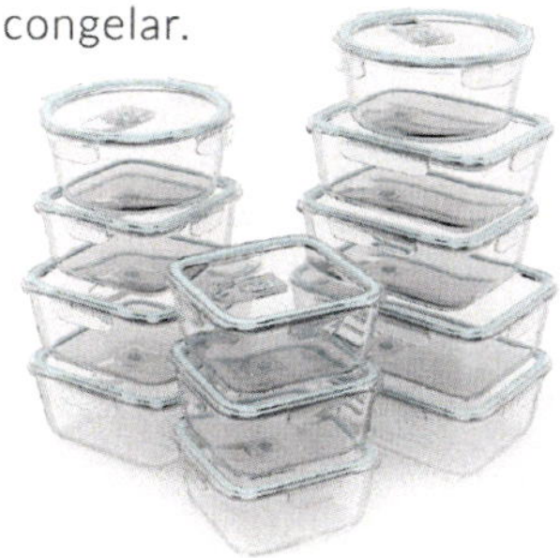

CUCHILLOS

- Cuchillo de chef 
- Cuchillo pelador o puntilla 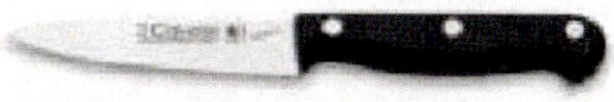
- Cuchillo de sierra 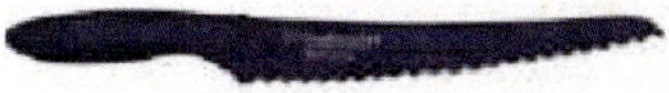

¿Cómo usar ESTE LIBRO?

PASO A PASO

PASO 1:

MENÚ DE LA SEMANA

El primer paso para organizar mi meal prep es crear el menú de la semana. Me siento con lápiz y papel y escribo lo que deseo comer, combinándolo de manera balanceada. Por eso es lo primero que encontrarás en este libro.

¡Despreocúpate! Yo crearé el menú de cinco días para ti, con comidas deliciosas, recetas fáciles y platos balanceados con pocos ingredientes.

También recibirás una receta especial para compartirla con tu familia o amigos el fin de semana y una receta de postre saludable que puede ser una alternativa de merienda durante la semana.

El menú que te proporciono contiene recetas saludables con productos naturales, nada ultraprocesado. No pretende ser una dieta personalizada ni basada en calorías diarias, cada persona debe adaptar las cantidades a sus requerimientos de macronutrientes diarios.

PASO 2:

LISTA DE COMPRAS

La lista de compras está clasificada por tipo de macronutrientes y por algunos básicos del pantry que usarás en varias semanas de menú y puedes comprar en mayores cantidades.

Las porciones y cantidades están calculadas para 2 personas aproximadamente, pero puedes hacer los ajustes necesarios para adaptarlas a los integrantes de tu familia.

Recuerda comprar solo lo que se encuentra en la lista y leer los ingredientes de los productos que compras para asegurarte que sean saludables y no ultraprocesados enmascarados.

PASO 3

INDICACIONES MEAL PREP I BATCH COOKING

¿Ya tenemos los ingredientes y el tiempo para cocinar? ¡Manos a la obra!

En esta sección te explico cómo organizar los pasos de tu meal prep para que prepares todas tus comidas en el menor tiempo. Con la práctica verás cómo optimizas el tiempo.

El ***meal plan*** puede ser como quieras.

-**Nivel todo organizado**, si quieres dejar absolutamente todo listo y preparado.

-**Nivel comidas principales**, si solo quieres preparar algunas comidas y dejar organizados los alimentos para preparar en su momento otras comidas.

-**Nivel ayudante,** si quieres organizarte para dejar limpios, condimentados y seleccionados tus ingredientes para cocinarlos cada día en en menos tiempo.

Con cualquiera de los niveles ganarás tiempo en tus comidas y preparaciones.

PASO 4

ALMACENAMIENTO

En esta sección te explico cómo almacenar cada preparación, cómo envasarla y en qué lugar guardarla para que se mantenga fresca por más tiempo. Además del tiempo estimado que se conservará.

PASO 5

CÓMO CALENTAR Y SERVIR

Como las personas usan distintos métodos de calentar sus alimentos te dejaré varias opciones en esta sección. Estoy segura que alguno se adaptará a tus requerimientos.

RECETAS

Cada una de las preparaciones del menú están como recetas separadas en esta sección, indicando ingredientes, cantidades e incluso el valor nutricional.

Aunque he elegido recetas muy fáciles, te recomiendo leer cada una antes de empezar el batch cooking para que tengas una idea de la preparación.

SUSTITUCIONES

En el caso de que no te guste algún ingrediente o presentes alguna alergia he creado una lista de sugerencias rápidas para sustituir alimentos.

GLOSARIO DE TÉRMINOS

Aunque hablamos el mismo idioma, algunos ingredientes pueden tener nombres distintos y peculiares, según el país donde estés. Por eso he creado un glosario de ingredientes con su traducción en inglés para que puedas ubicar más rápido su nombre en tu región.

Paso 1

MENÚ DE LA SEMANA

Como no quiero que te desanimes el primer día, si no estás muy familiarizado y es tu primera vez, te recomiendo que te enfoques la primera semana en adelantar la comida que más difícil se te hace comer saludable. Haz tu primer meal prep solo con estas preparaciones y a medida que vas agarrando práctica, vas incorporando comidas adicionales. Así vas manejando tus tiempos de preparación.

Mira mis propuestas para iniciarte de cada nivel

NIVEL PRINCIPIANTES

Menú 1

MENÚ DE DESAYUNOS (5 DÍAS) 1 RECETA

Avena overnight

Prepara tu avena para 5 días y colócale a cada una una fruta distinta

Sigue los pasos de meal prep para estas preparaciones

Menú 2

MENÚ DE ALMUERZOS (5 DÍAS) 1 PROTEÍNA + 2 ACOMPAÑANTES

Prepara solo 1 menú para toda la semana y varia los acompañantes

Lunes: Pollo campesina, ensalada verde
Martes: Pollo campesina, arroz y ensalada verde
Miércoles: Pollo campesina, arroz y champiñones
Jueves: Pollo campesina, champiñones y ensalada verde
Viernes: Pollo campesina, champiñones y ensalada verde

Sigue los pasos de meal prep para estas preparaciones

Menú 3

MENÚ DE CENAS (5 DÍAS) 1 PREPARACIÓN VARIANDO LA VERDURA CADA DÍA

Puedes lograr 1 sopa distinta cada día variando las verduras o vegetales

Lunes: Crema de verduras, zanahoria y pollo mechado
Martes: Crema de verduras, batata y pollo mechado
Miércoles: Crema de verduras, calabaza y pollo mechado
Jueves: Crema de verduras, zanahoria y pollo mechado
Viernes: Crema de verduras, calabaza y pollo mechado

Sigue los pasos de meal prep para estas preparaciones

NIVEL INTERMEDIO

Menú 4

MENÚ DE DESAYUNOS (5 DÍAS) 1 PREPARACIÓN

Lunes: Avena overnight
Martes: Avena overnight
Miércoles: Arepa de batata y ensalada de huevos
Jueves: Avena overnight
Viernes: Arepa de batata y ensalada de huevos

Sigue los pasos de meal prep para estas preparaciones

Menú 5

MENÚ DE ALMUERZOS (5 DÍAS) 2 PROTEÍNAS + 3 PREPARACIONES DE ACOMPAÑANTES

Preparación de 2 menús para toda la semana y varía los acompañantes

Lunes: Pollo campesina, ensalada verde
Martes: Pollo guisado, arroz y ensalada verde
Miércoles: Pollo campesina, arroz y champiñones
Jueves: Pollo guisado, champiñones y ensalada verde
Viernes: Pollo campesina, champiñones y ensalada verde

Sigue los pasos de meal prep para estas preparaciones

Menú 6

MENÚ DE CENAS (5 DÍAS) 2 PREPARACIONES

Lunes: Crema de zanahoria y pollo mechado
Martes: Ensalada de pollo en tarro
Miércoles: Crema de batata y pollo mechado
Jueves: Ensalada de pollo en tarro
Viernes: Crema de batata y pollo mechado

Sigue los pasos de meal prep para estas preparaciones

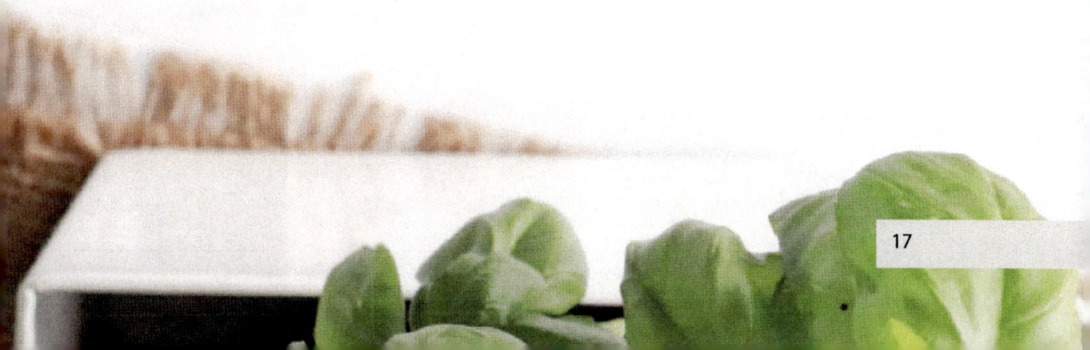

NIVELAVANZADO

Menú 7

MENÚ DE DESAYUNOS (5 DÍAS) 3 PREPARACIONES
Lunes: Avena overnight Martes: Granola casera Miércoles: Arepa de batata, ensalada de huevos Jueves: Avena overnight Viernes: Arepa de batata, ensalada de huevos Sigue los pasos de meal prep para estas preparaciones

Menú 8

MENÚ DE ALMUERZOS (5 DÍAS) 3 PROTEÍNAS + 4 PREPARACIONES PARA ACOMPAÑANTES
Lunes: Pollo campesina, ensalada verde Martes: Pollo jengibre, arroz y champiñones Miércoles: Pollo campesina, ensalada verde Jueves: Guiso de pollo, batata al horno y ensalada verde Viernes: Pollo jengibre, arroz y champiñones Sigue los pasos de meal prep para estas preparaciones

Menú 9

MENÚ DE CENAS (5 DÍAS) 3 PREPARACIONES
Lunes: Crema de verduras y pollo mechado Martes: Ensalada de pollo en tarro Miércoles: Omelet de vegetales Jueves: Ensalada de pollo en tarro Viernes: Crema de verduras y pollo mechado Sigue los pasos de meal prep para estas preparaciones

Y en esta fase puedes empezar a combinar los menús para 5 días

Ejemplo:

✓Menú de desayuno 1 preparación para 5 días
✓Menú de almuerzo con 1 preparación para 5 días
✓Menú de cena con 1 preparación para 5 días

NIVEL PRO-AVANZADO

Este es un menú modelo para quienes quieren preparar absolutamente todas sus comidas de una manera muy variada, para esas personas que necesitan comer todos los días algo distinto. Toma en cuenta que para hacerlo en un tiempo de 3 horas se requiere práctica.

	DESAYUNO	ALMUERZO	CENA	SNACKS
L	Avena overnight	Pollo campesina Ensalada verde	Crema de verduras Pollo mechado	Frutas Pudín de yogur
M	Arepa de batata Ensalada de huevos	Pollo jengibre Arroz Champiñones	Ensalada de pollo en tarro	Mug cake / muffin de chocolate
M	Arepa de batata Huevo y espinacas	Pollo campesina Ensalada espinacas	Omelet de vegetales	Granola casera Pudín de yogur y fruta
J	Granola casera Yogur Fruta	Guiso de pollo Batata al horno Ensalada verde	Crema de verduras Pollo mechado	Mug cake / muffin de chocolate
V	Avena overnight o pudín de yogur	Pollo jengibre Arroz Champiñones	Ensalada de pollo en tarro	Fruta con mantequilla de nuez

RECETAS ESPECIALES PARA EL FIN DE SEMANA

ESTAS RECETAS NO SE PREPARAN EN EL MEAL PREP

Pasta con mariscos

Bizcocho de zanahorias

**Esto es un menú de recetas saludables, no es una dieta personalizada ni basada en calorías diarias, cada persona debe adaptar las cantidades a sus requerimientos diarios.*

Paso 2

LISTA DE COMPRAS

CARBOHIDRATOS

VEGETALES

- ▢ 400 gr de champiñones
- ▢ 12 tomates
- ▢ 1 kg de cebolla
- ▢ 500 gr de espinacas
- ▢ 400 gr de brócoli
- ▢ 500 gr de pimentón
- ▢ 5 cabezas de ajo
- ▢ 5 tallos de cebollín
- ▢ 5 boniatos
- ▢ 500 gr de celeri
- ▢ 1 raíz de jengibre
- ▢ 4 papas
- ▢ 8 zanahorias
- ▢ ½ calabaza pequeña
- ▢ 1 manojo de cilantro fresco
- ▢ 1 manojo de perejil fresco
- ▢ 1 manojo de yerbabuena fresca

FRUTAS DE ESTACIÓN

- ▢ 10 limones

Escoge una de estas opciones:

- ▢ 1 piña
- ▢ 1 lechosa
- ▢ 4 manzanas
- ▢ 8 bananas

Más una de estas opciones:

- ▢ 6 kiwis
- ▢ 300 gr de fresas o arándanos

GRASAS

VEGETAL

- ▢ 1 aguacate

BEBIDAS

- ▢ 1 kg de café
- ▢ 2 lt de leche de almendras
- ▢ Infusión de flor de jamaica
- ▢ Té verde
- ▢ Vino blanco

BÁSICOS PANTRY

POLVO PARA HORNEAR

- ▢ Cacao sin azúcar
- ▢ Mantequilla de maní o almendras

HARINAS Y CEREALES

- ▢ 1 empaque de pan integral
- ▢ Avena
- ▢ Arroz
- ▢ 400 gr de pasta integral linguini
- ▢ Harina de maíz
- ▢ Harina de trigo integral

FRUTOS SECOS Y SEMILLAS

- ▢ 500 gr de almendras
- ▢ Semillas de chía
- ▢ Semillas de sésamo
- ▢ Semillas de linaza
- ▢ 100 gr de nueces
- ▢ 100 gr de coco rallado
- ▢ 100 gr de pasas

PROTEÍNAS

ANIMAL

- ▢ 2 a 2,5 kg de pollo
- ▢ 300 g de camarones
- ▢ 24 huevos
- ▢ 1 lt de yogur griego
- ▢ 100 g de queso parmesano

CONDIMENTOS BÁSICOS PANTRY

HIERBAS Y ESPECIAS

- ▢ Paprika
- ▢ Pimienta negra
- ▢ Sal rosada
- ▢ Cúrcuma
- ▢ Eneldo
- ▢ Esencia de vainilla
- ▢ Comino
- ▢ Hojuelas de chile o peperoncino
- ▢ Canela
- ▢ Romero
- ▢ Ajo en polvo
- ▢ Laurel

SALSAS Y GRASAS

- ▢ Aminos líquidos (sustituto de soya)
- ▢ Mostaza
- ▢ Aceite de oliva
- ▢ Aceite de coco o aguacate
- ▢ Ghee
- ▢ Pasta de tomate
- ▢ Vinagre balsámico
- ▢ Vinagre de sidra de manzana
- ▢ Vinagre blanco

ENDULZANTES

- ▢ Stevia o monk fruit
- ▢ Miel

Paso 3

INDICACIONES MEAL PREP | BATCH COOKING

PROCEDIMIENTO 1 (NOCHE ANTERIOR): remojar, condimentar y descongelar.

Remojar

★Es importante remojar los granos para activar su valor nutritivo y eliminar antinutrientes. Como en este menú tenemos algunos granos te recomiendo dejarlos remojando desde la noche anterior.

Avena: remojar mínimo 2h antes de preparar

Arroz: remojar la noche anterior

Descongelar

★Si tienes alguna carne que descongelar, colócala en un recipiente tapado en la parte baja de tu nevera. En este menú será pollo.

Condimentar

★Si la proteína ya está descongelada, procede a condimentarla (chequea las recetas para los ingredientes de cada condimento)

PROCEDIMIENTO 2: (DÍA DE MEAL PREP) picar, porcionar y cocinar.

Separa los ingredientes por cantidades a utilizar en cada receta. Para ser eficientes hay que darles prioridad a los alimentos que tienen más tiempo de cocción, ya que no queremos terminar casi todo y quedar pendientes de algo en el horno.

En nuestro menú tenemos alimentos para ser cocinados y preparados en distintos sistemas de cocción:

1. El horno
2. La estufa o cocina
3. Las preparaciones en frio o mesada

Tenemos que optimizar los recursos y el tiempo. Entonces, lo primero es organizar las recetas según las que van a cocinarse en:

1. El horno
2. La estufa o cocina
3. Las preparaciones en frío o mesada

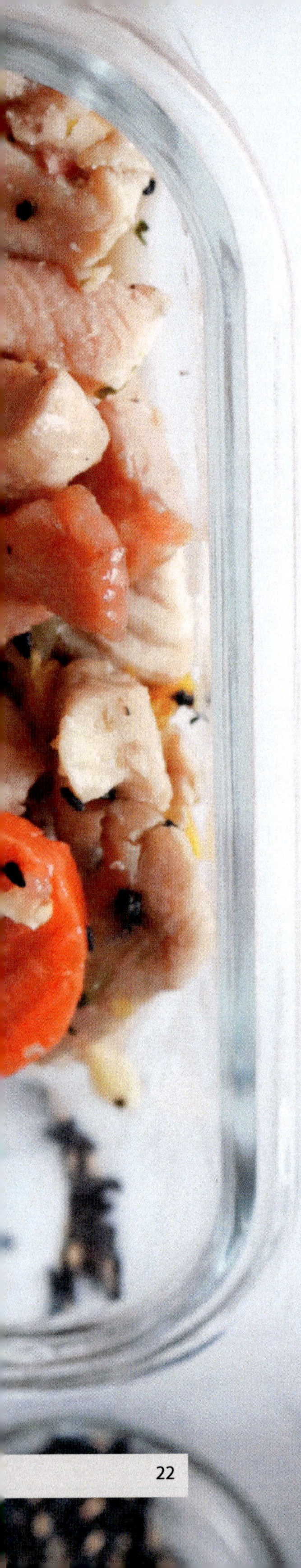

PROCEDIMIENTO 3: PREPARAR MISE EN PLACE*

Aquí vamos a dedicarnos a:

- Seleccionar ingredientes
- Separar por cantidades, según receta
- Lavar
- Picar
- Preparar los utensilios que van a utilizarse y tenerlos a mano: como cuchillos, bandejas, ollas, etc.

Tienes que prever tener los ingredientes listos y separados para las siguientes recetas, en el caso de que vayas a preparar todo a la vez.

- Granola casera
- Batata al horno
- Verduras al horno para cremas
- Vegetales del pollo a la campesina
- Vegetales del pollo al jengibre
- Champiñones
- Pollo, papas y huevos listos para hervir
- Arroz y sus vegetales
- Vegetales del omelet
- Sofrito del pollo mechado
- Avena overnight
- Mugcake o muffin de chocolate
- Ensalada de pollo
- Pudín de yogur y frutas

**Término que se emplea en gastronomía para definir el conjunto de tareas para organizar y ordenar los ingredientes que se requieren para cada receta.*

PROCEDIMIENTO 4: RECETAS DE COCCIÓN EN EL HORNO

Una vez que tenemos los ingredientes seleccionados y listos para cocinar procederemos a preparar los recipientes y bandejas para hornear.

Recetas que se cocinan en el horno:

- Granola casera | Tiempo de cocción 25 min - Revisar cada 8 minutos
- Batata o boniato | Tiempo de cocción: 35 minutos
- Verduras para cremas | Tiempo de cocción: 25 min
- Omelet con vegetales | Tiempo de cocción: 20 minutos
- Muffin de chocolate | Tiempo de cocción: 15 a 20 minutos

Prepara lo que llevarás al horno de esta manera:

1. Condimenta y prepara las mezclas según la receta
2. Hornea todas las bandejas en simultáneo. Si en la receta se cocinan a temperaturas distintas, usa la menor temperatura, en este caso 180°C | 375°F.
3. Cada preparación tiene un tiempo distinto de cocción. Coloca alarmas para ir revisando según el tiempo de cocción de cada una.

Una vez que estén todos los alimentos en el horno, ahora puedes proceder a cocinar en estufa las demás recetas.

PROCEDIMIENTO 5: RECETAS DE COCCIÓN EN LA ESTUFA

Una vez tengas los ingredientes separados por preparación empieza a cocinar. Comienza por las cocciones que no necesitan de atención permanente, por ejemplo: cocinar el arroz y hervir alimentos en simultáneo.

Si tienes 4 hornillas aprovéchalas de esta manera:

1. En una olla hierve los huevos. Puedes usar la misma olla para hervir las papas y el pollo.

2. Coloca otra olla con el arroz y sus ingredientes.

3. En una olla agrega el pollo para campesina con todos sus ingredientes, dóralo y déjalo cocinar. Sigue con la siguiente preparación.

4. En una sartén cocina el pollo con jengibre.

5. Al terminar el pollo con jengibre reserva en un contenedor y continúa con los champiñones en la misma sartén. Una vez listos, reserva en un contenedor de vidrio.

6. Cuando el pollo esté hervido, enfría con agua fría, méchalo y separa las porciones que usarás en la sopa, las ensaladas y el pollo guisado.

7. Ahora cocina el pollo mechado guisado en la misma sartén donde preparaste las recetas anteriores.

Reserva una zona en la mesada para enfriar los alimentos. Allí colocarás cada preparación en su contendor para que se enfríe correctamente antes de refrigerar.

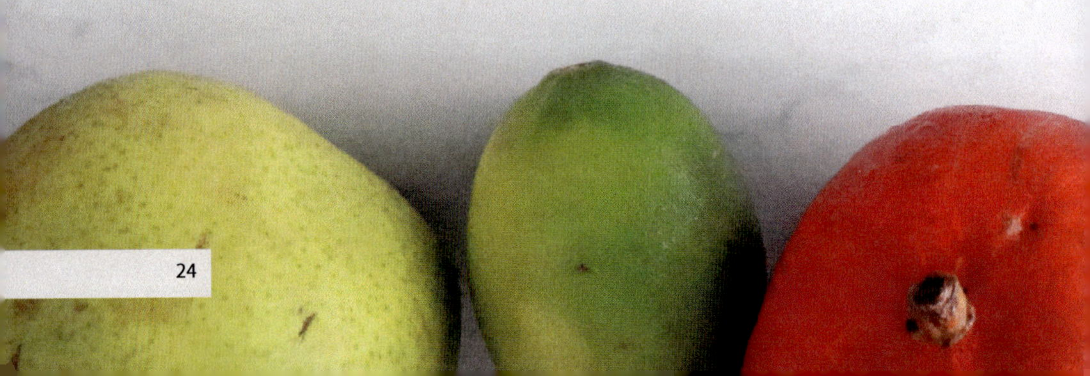

PROCEDIMIENTO 6: RECETAS DE PREPARACIÓN EN MESADA

Una vez que terminas de cocinar en la estufa vas a proceder a armar las recetas y envasarlas correctamente.

PREPARACIONES:

- Ensalada de huevos
- Salsa de yogur
- Aderezo de balsámico para ensalada de espinacas
- Ensalada verde y vegetales
- Avena overnight
- Licuar la crema de verduras
- Lavar y pre-picar frutas
- Pudín de yogur y frutas

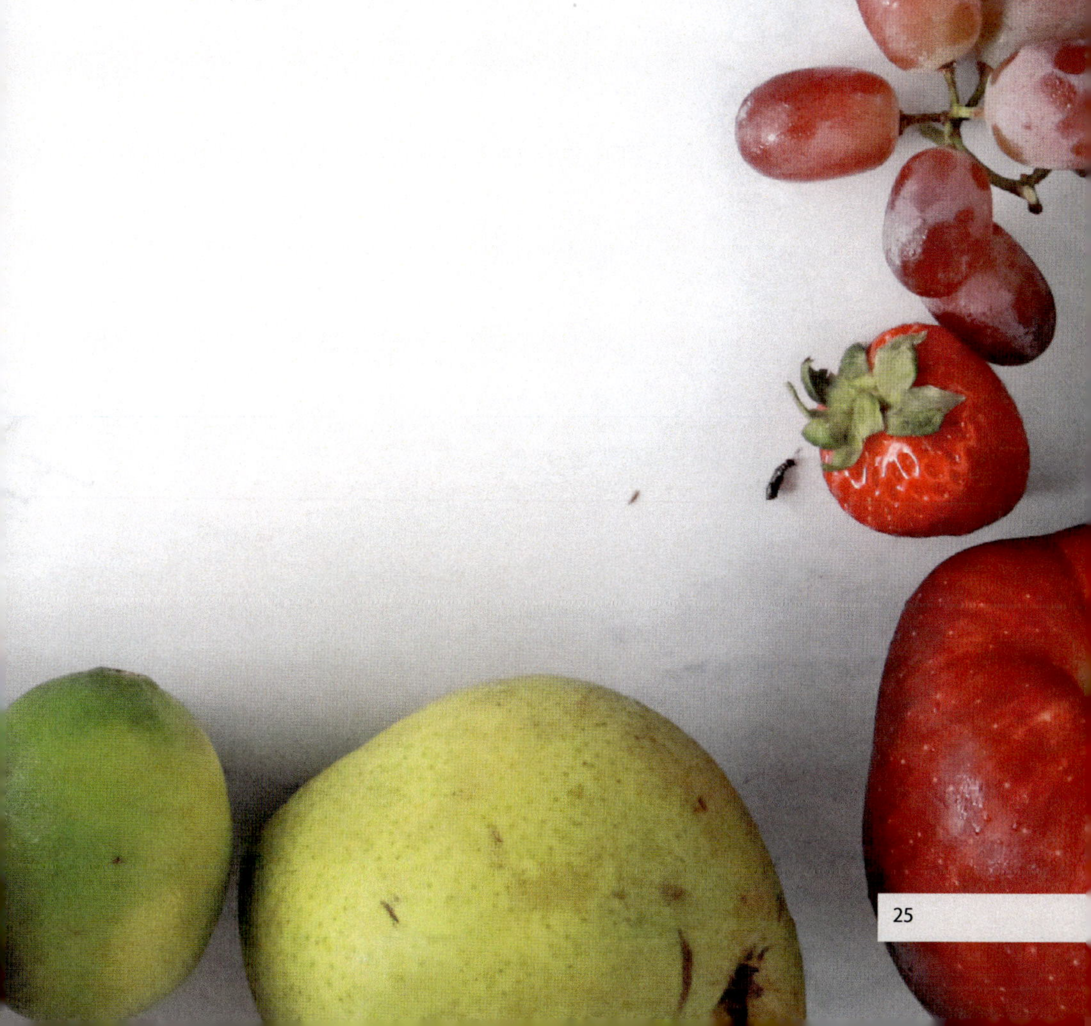

Paso 4

EMPACADO Y ALMACENAJE

Este paso es clave para que tus alimentos se conserven perfectamente en el refrigerador. Yo te recomiendo usar contenedores de vidrio -preferiblemente- o de plástico, con tapas en buenas condiciones. Si necesitas ahorrar espacio en la nevera almacena las cremas y ensaladas en tarros o jars de vidrio.

¡Muy importante y algo que debes recordar! Después de sacar de la hornilla tus comidas deja enfriar por una hora antes de meterlas al refrigerador. Respeta este tiempo de enfriado.

Lo que se puede congelar:

- El pollo en cualquiera de sus preparaciones
- Las cremas de verduras
- Las verduras horneadas

TIPS DE CONSERVACIÓN

- Limpia bien tu refrigerador antes de meter los alimentos con una solución de vinagre, agua y bicarbonato. Repite este procedimiento por lo menos 2 veces al mes.
- Guarda las frutas y vegetales ya limpios y, en los casos que aplique, ya picados.
- Mientras mejor almacenes los alimentos, más tiempo te van a durar en buenas condiciones.
- La temperatura de tu refrigerador debe estar por debajo de los 4 °C | 39 °F para evitar la proliferación de bacterias.
- La mayoría de las preparaciones se conservan entre 4 y 5 días, a menos que contengan pescado, en ese caso duran máximo 3 días.
- Cada nevera es diferente, no todas tienen la misma temperatura. Si al abrir el recipiente notas que ha cambiado demasiado su apariencia o tiene un olor desagradable, no te arriesgues.
- No congeles nuevamente carnes crudas, ni ningún alimento que ha sido descongelado previamente.

¿Cómo conservar las verduras para que no pierdan sus propiedades?

Si quieres aprovechar todos los nutrientes de las verduras y vegetales que compras frescos, sigue estas reglas:

1. Lávalas bien.

2. No las cortes mucho. Mientras más pequeños los cortes, más se oxidan y más rápido se echan a perder.

3. Si quieres congelarlas antes de cocinarlas el truco es blanquearlas un poco antes de meterlas al congelador. Así no cambia su textura.

Blanquear consiste en hervir agua y dejar por 1 min el vegetal en agua hirviendo. Inmediatamente después, sumérgelo en un bol con abundante agua fría y hielo. Escurre bien al sacarlo.

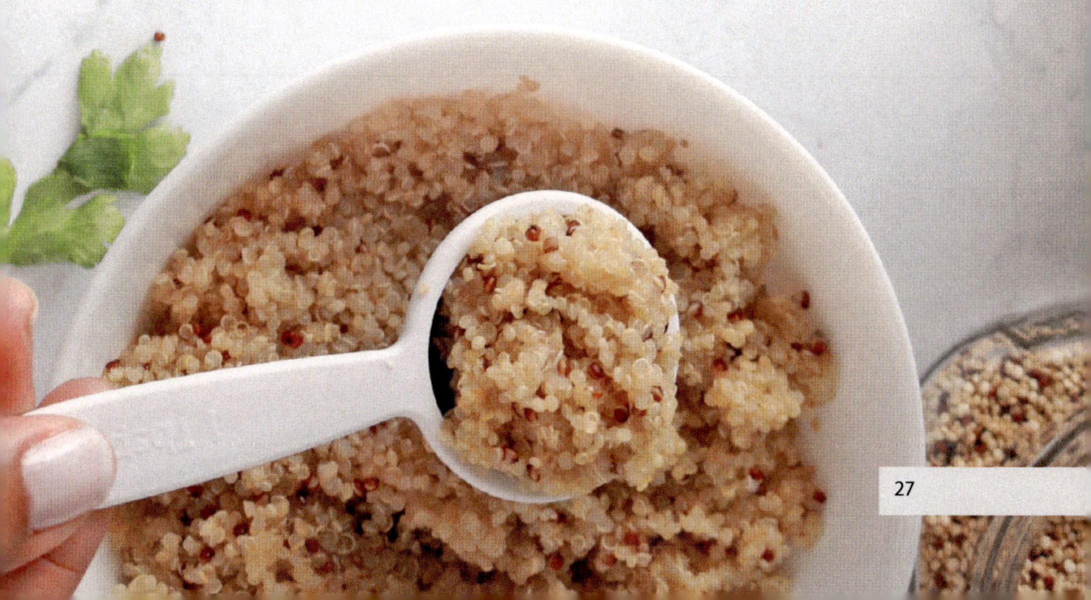

Paso 5

CÓMO CALENTAR LOS ALIMENTOS Y SERVIRLOS

CALENTAR:

Para recalentar los alimentos puedes usar:

- Microondas
- Horno
- Estufa o cocina

Separa la porción que vas a consumir y calienta solo esa cantidad. No calientes más de lo que vas a comer y tampoco calientes más de una vez, ya que los alimentos pierden sus nutrientes.

SERVIR:

Tu plato siempre debe contener una porción de cada macronutriente

- Proteína
- Carbohidrato
- Grasa

RESPETA LAS PORCIONES

Adapta las porciones del menú a tus requerimientos diarios de calorías y macronutrientes. Accede a mi web para calcularlas (Cómo contar los macronutrientes)

- No repitas
- Utiliza platos pequeños
- Usa la proporción del método del plato
  25% proteínas, 25% carbohidratos, 50% vegetales verdes sin almidón

MÉTODO DEL PLATO

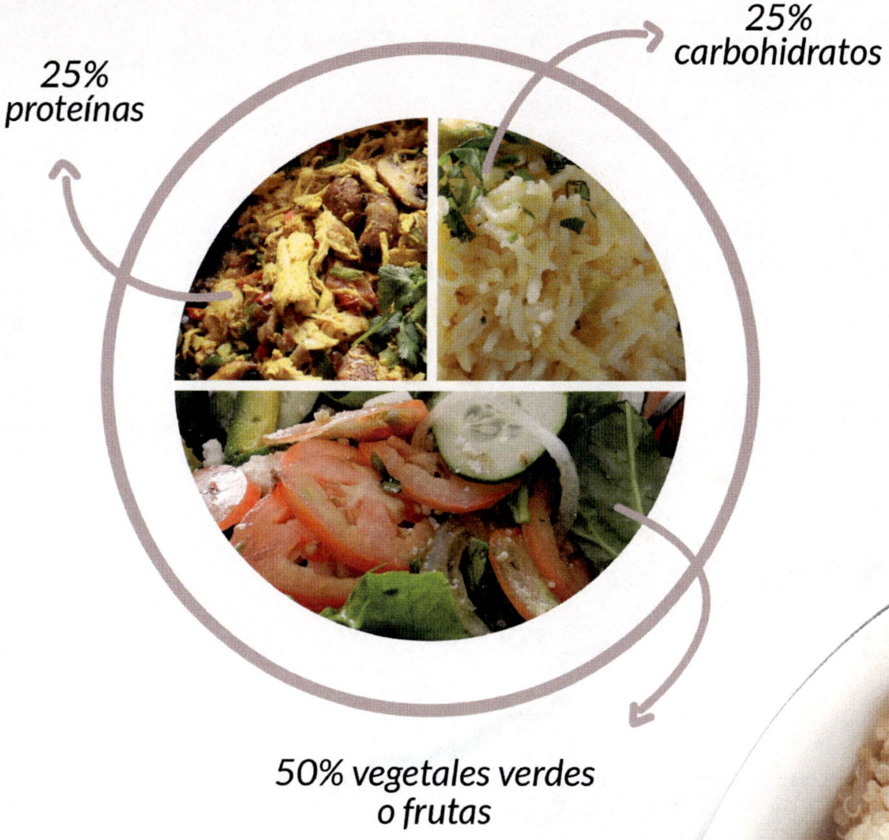

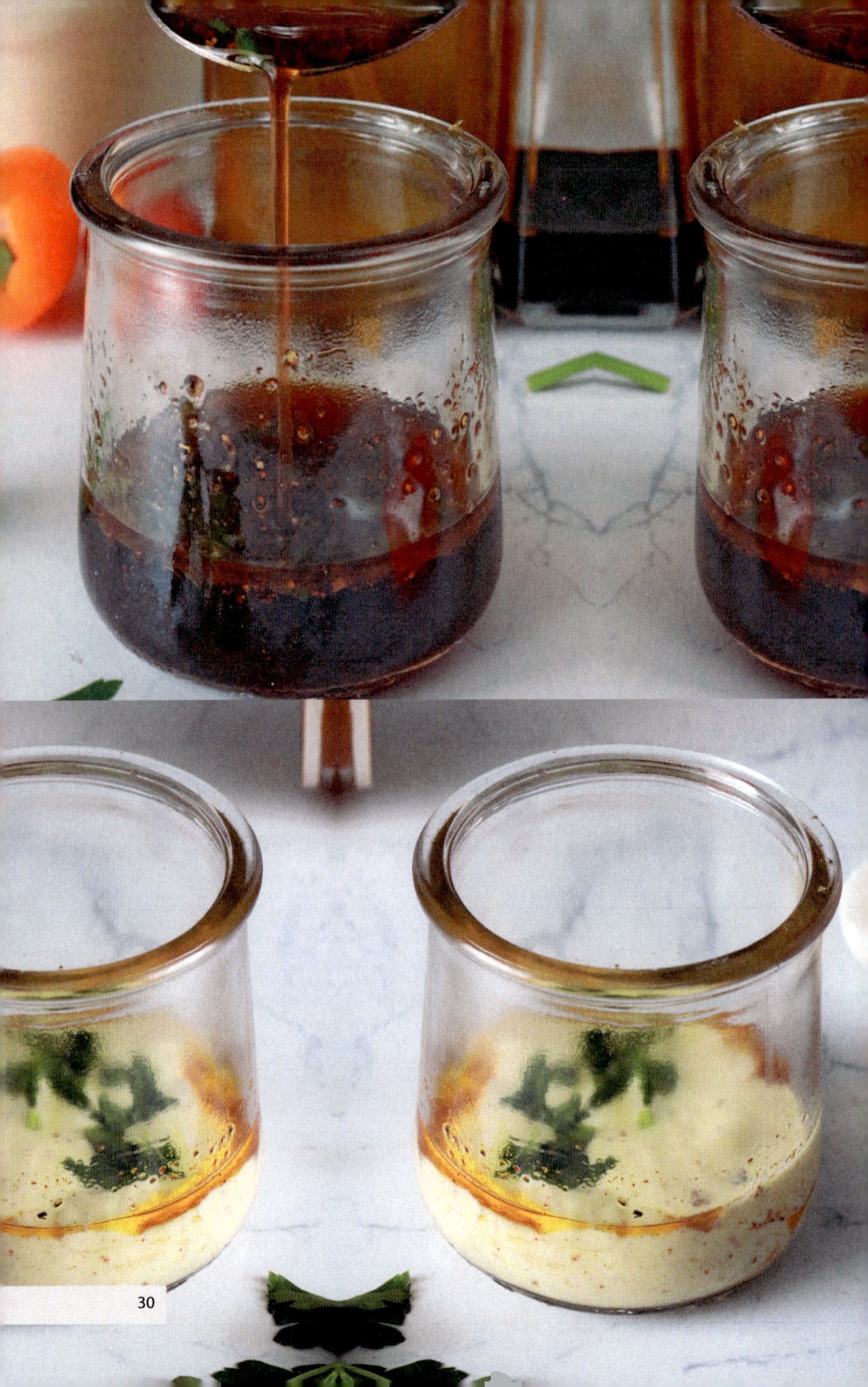

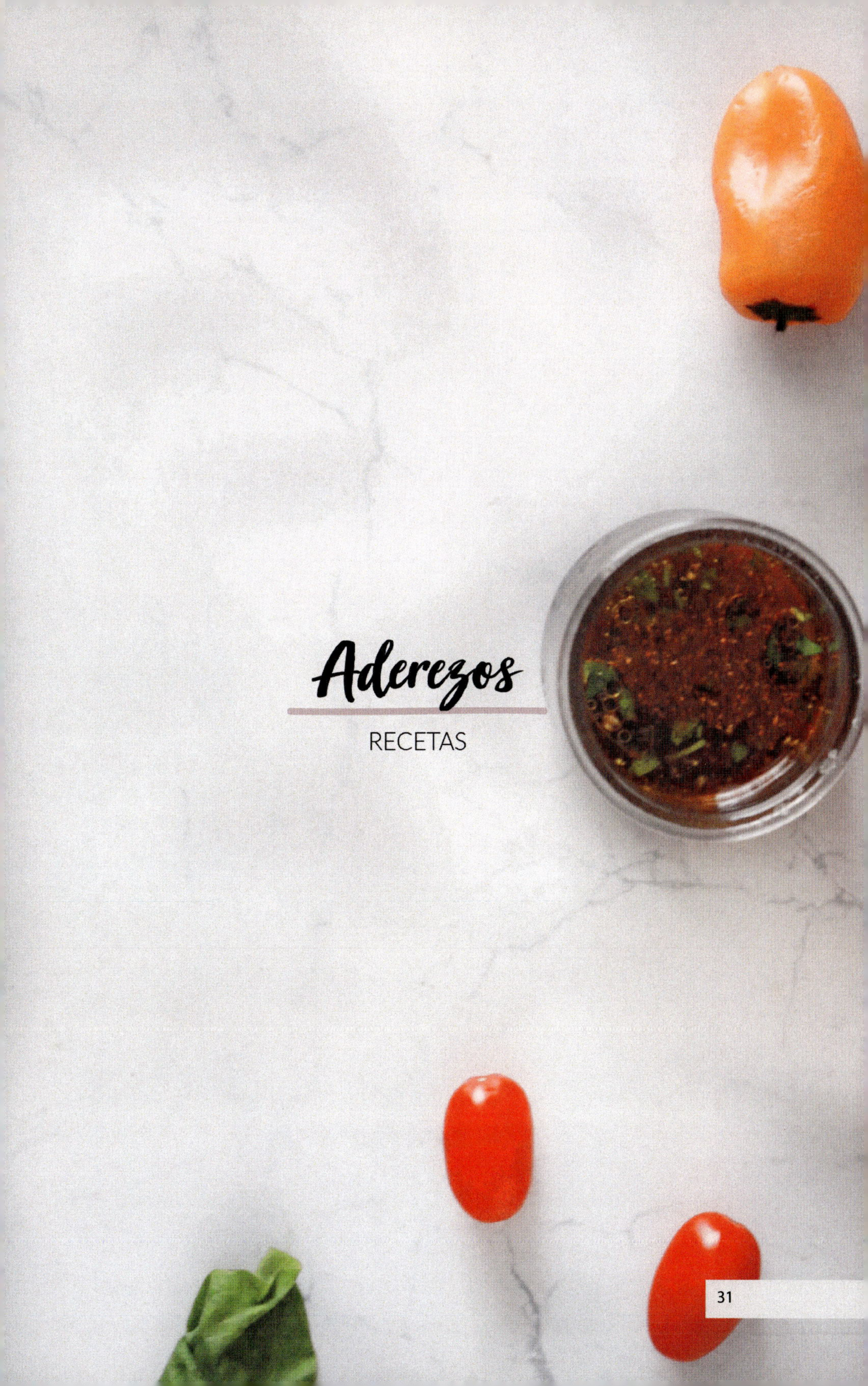

Aderezos

RECETAS

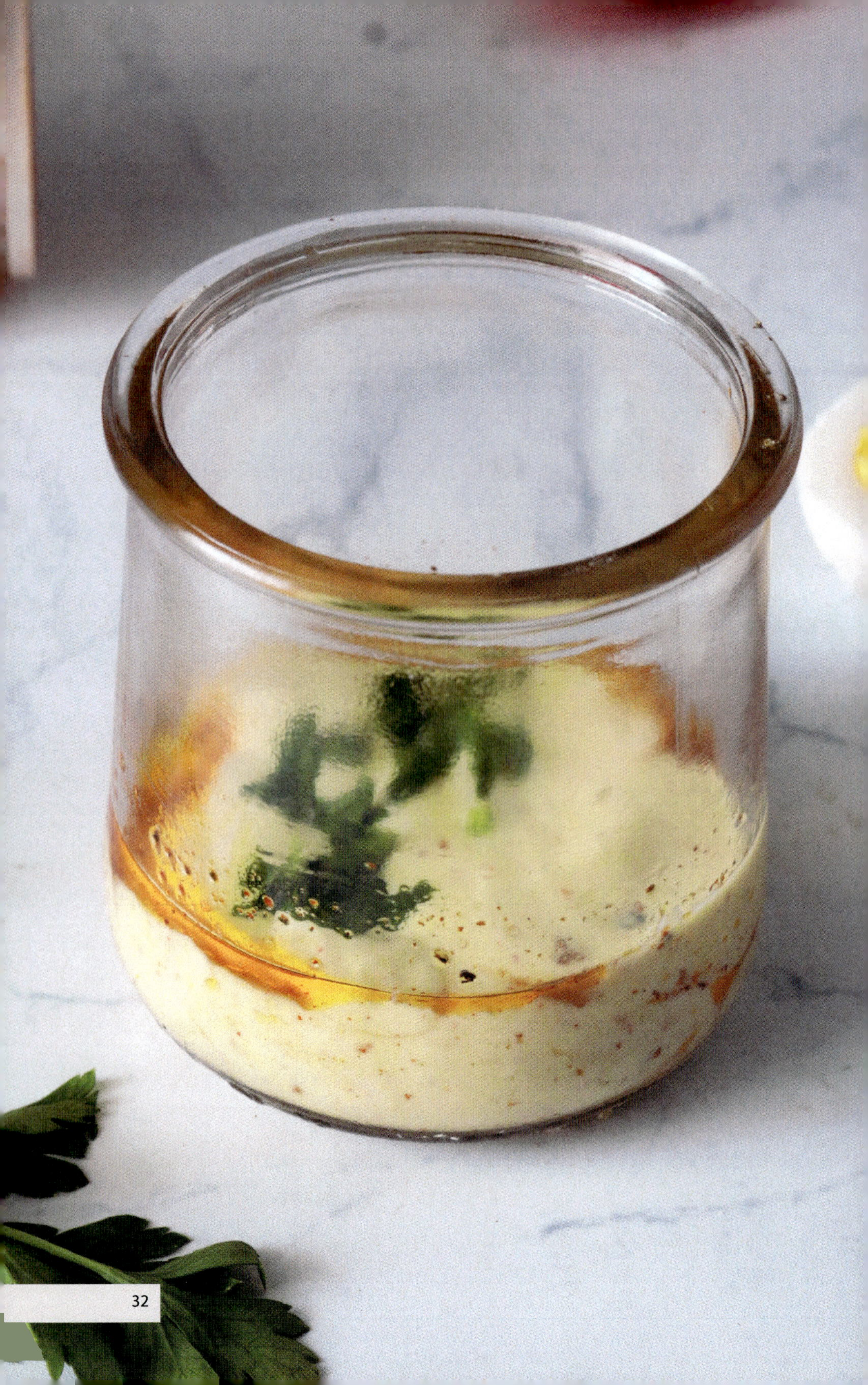

Aderezo DE YOGUR

15 Cucharadas | Requiere refrigeración | 05 min Tiempo de preparación | 0 min Cocción

INGREDIENTES

- ½ taza de yogur griego
- 2 cdas de mostaza
- 1 cda de aceite de oliva
- ½ cdta de paprika
- Sal al gusto
- Pimienta al gusto

Para espolvorear:

- 2 cdas de cilantro picado
- 1 cdta paprika

PREPARACIÓN

- Mezcla manualmente los ingredientes en un recipiente o utiliza una batidora de mano
- Agrega el cilantro
- Espolvorea con paprika. ¡Listo!

Info. Nutricional

Porción: 2 cdas

Cal **25,33**	Grasa **2,88 g**	Carb **0,80 g**	Proteínas **1,58 g**

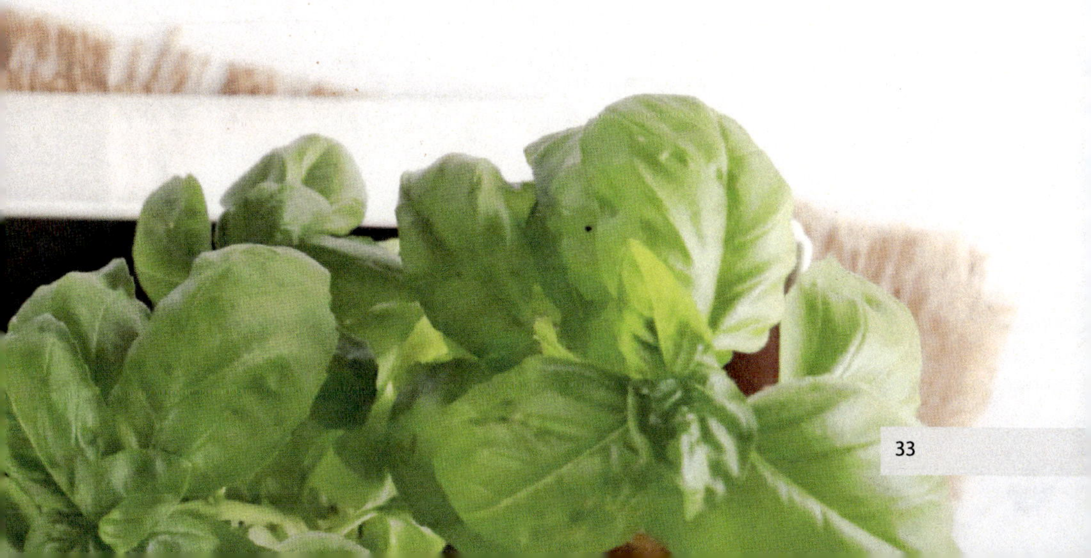

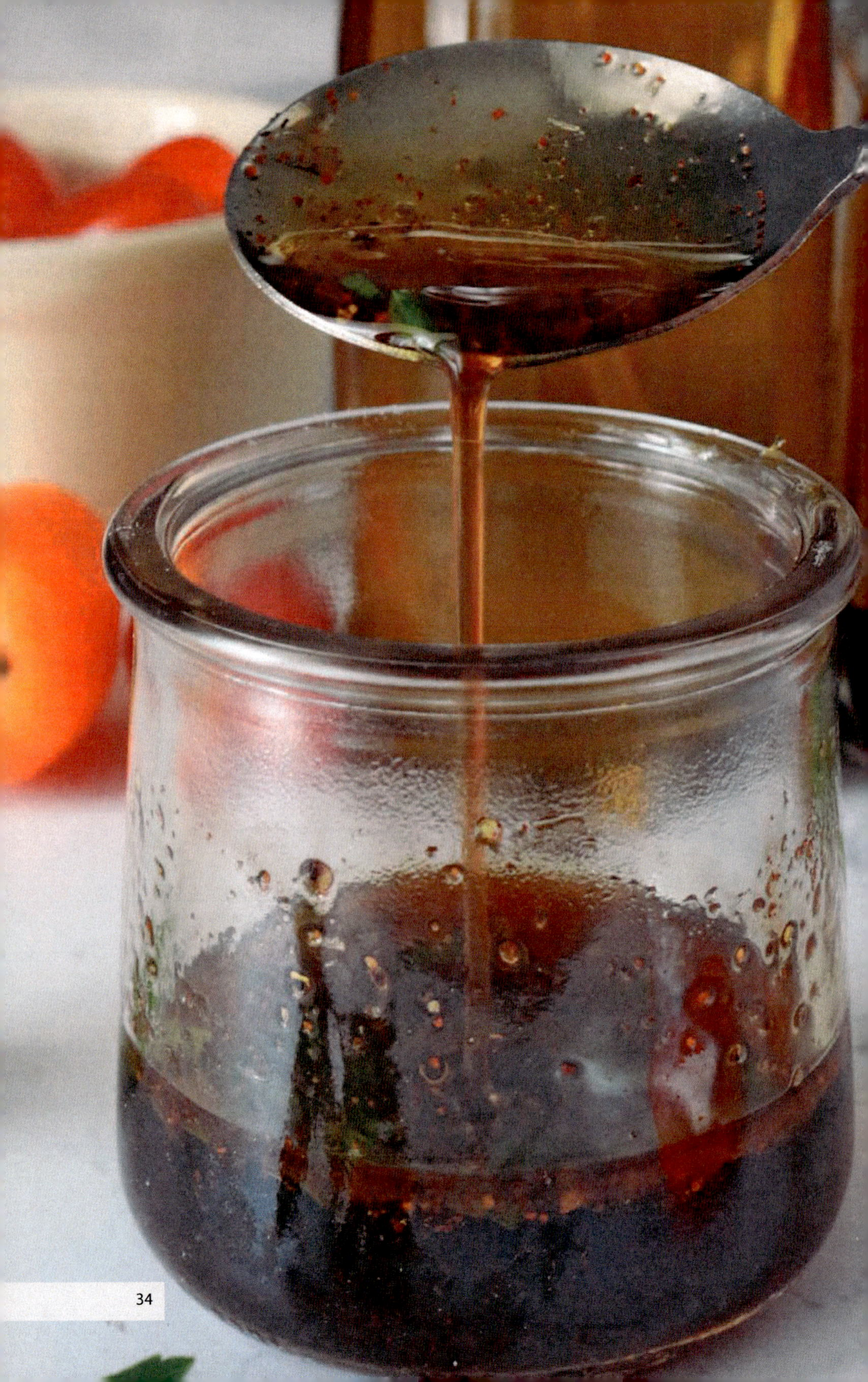

Aderezo
DE BALSÁMICO PARA ENSALADA

2 Cucharadas | Requiere refrigeración | 05 min Tiempo de preparación | 0 min Cocción

INGREDIENTES

- 1 cda de aceite de oliva
- 2 cdas de vinagre balsámico
- Sal y pimienta, al gusto
- 1 cda de paprika

PREPARACIÓN

- Mezcla todos los ingredientes con la ayuda de un batidor de mano para homogeneizar

Info. Nutricional

Porción: 1 (2 cdas)

Cal **146**	Grasa **13,64 g**	Carb **5,74 g**	Proteínas **0,16 g**

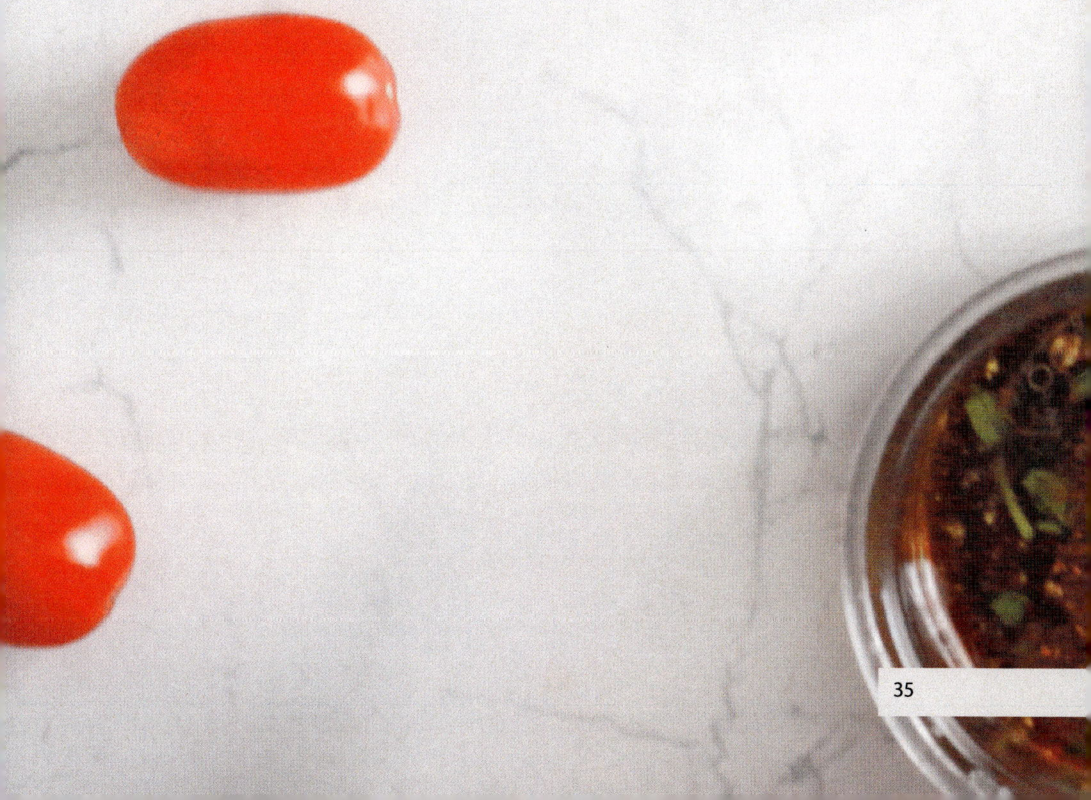

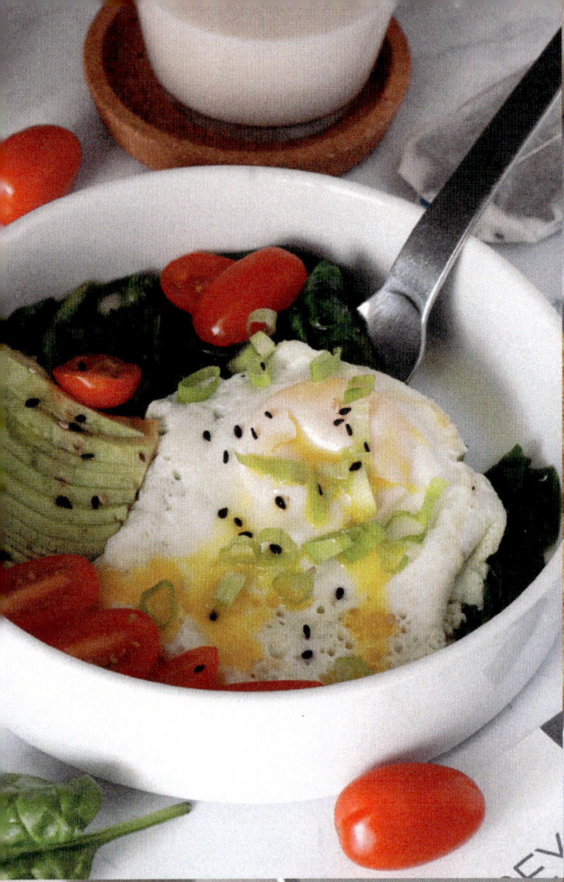
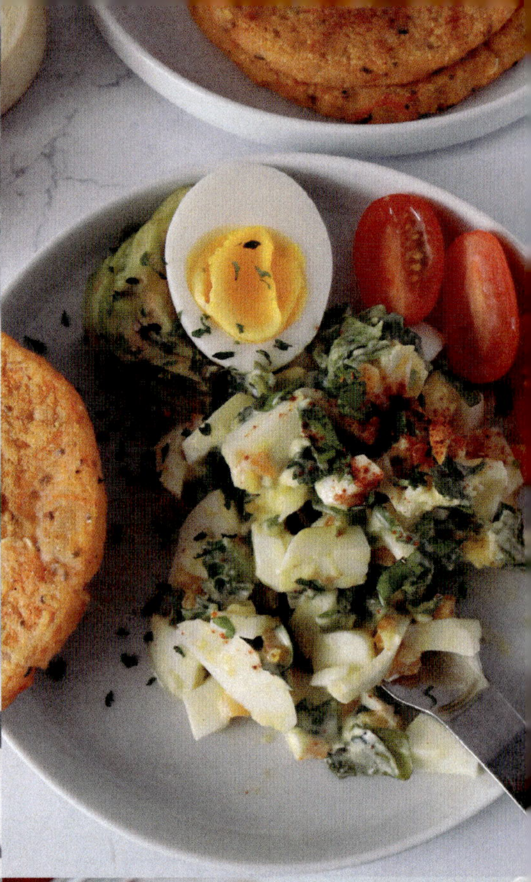
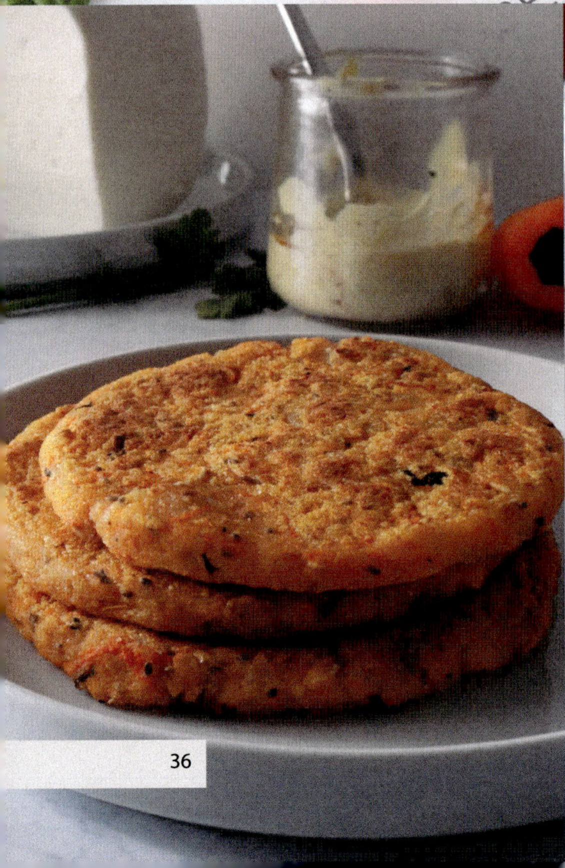
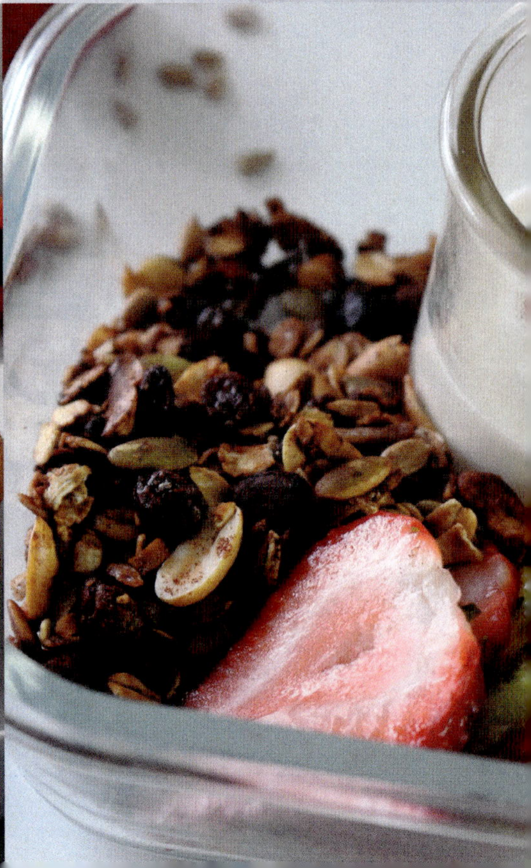

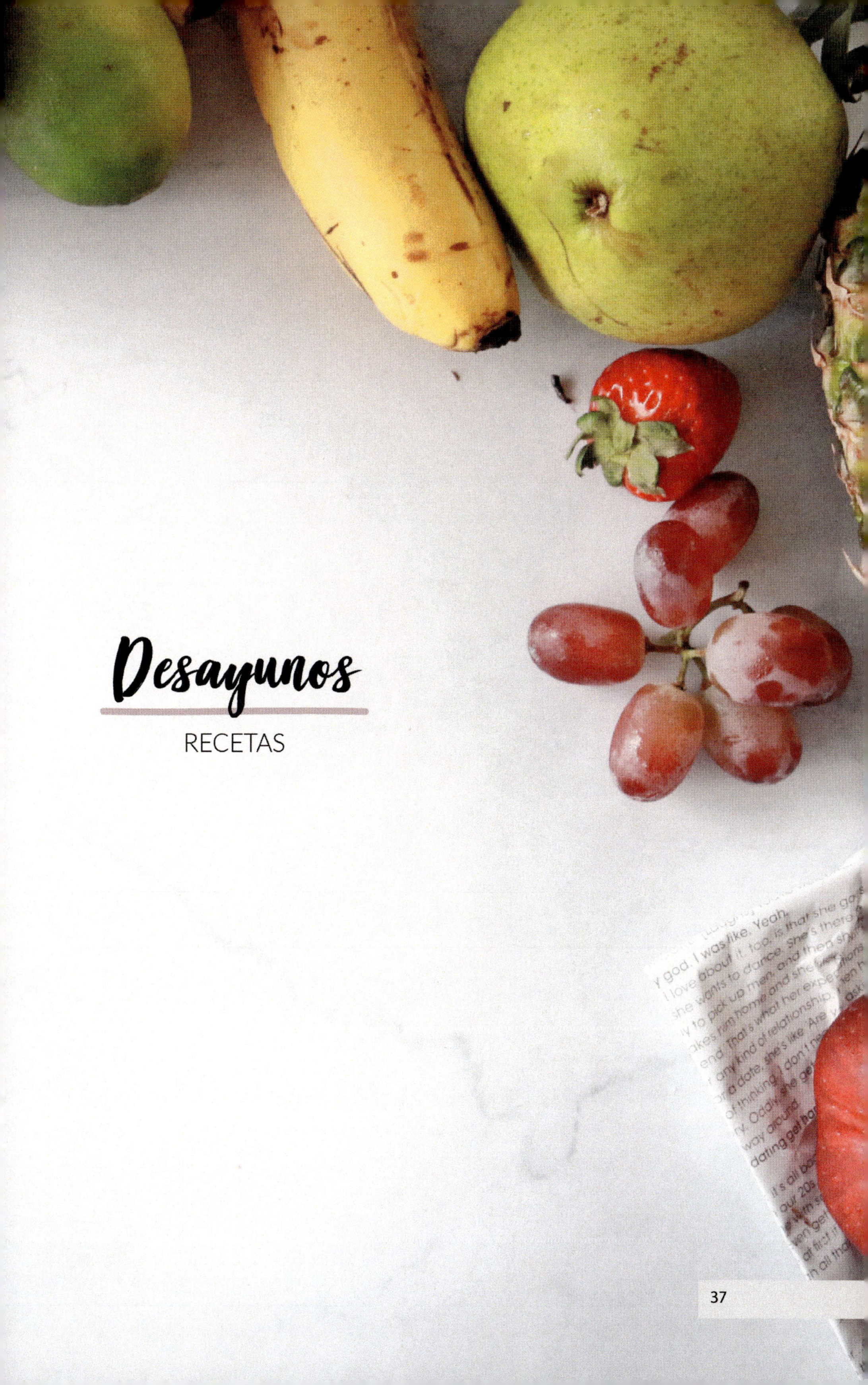

Desayunos

RECETAS

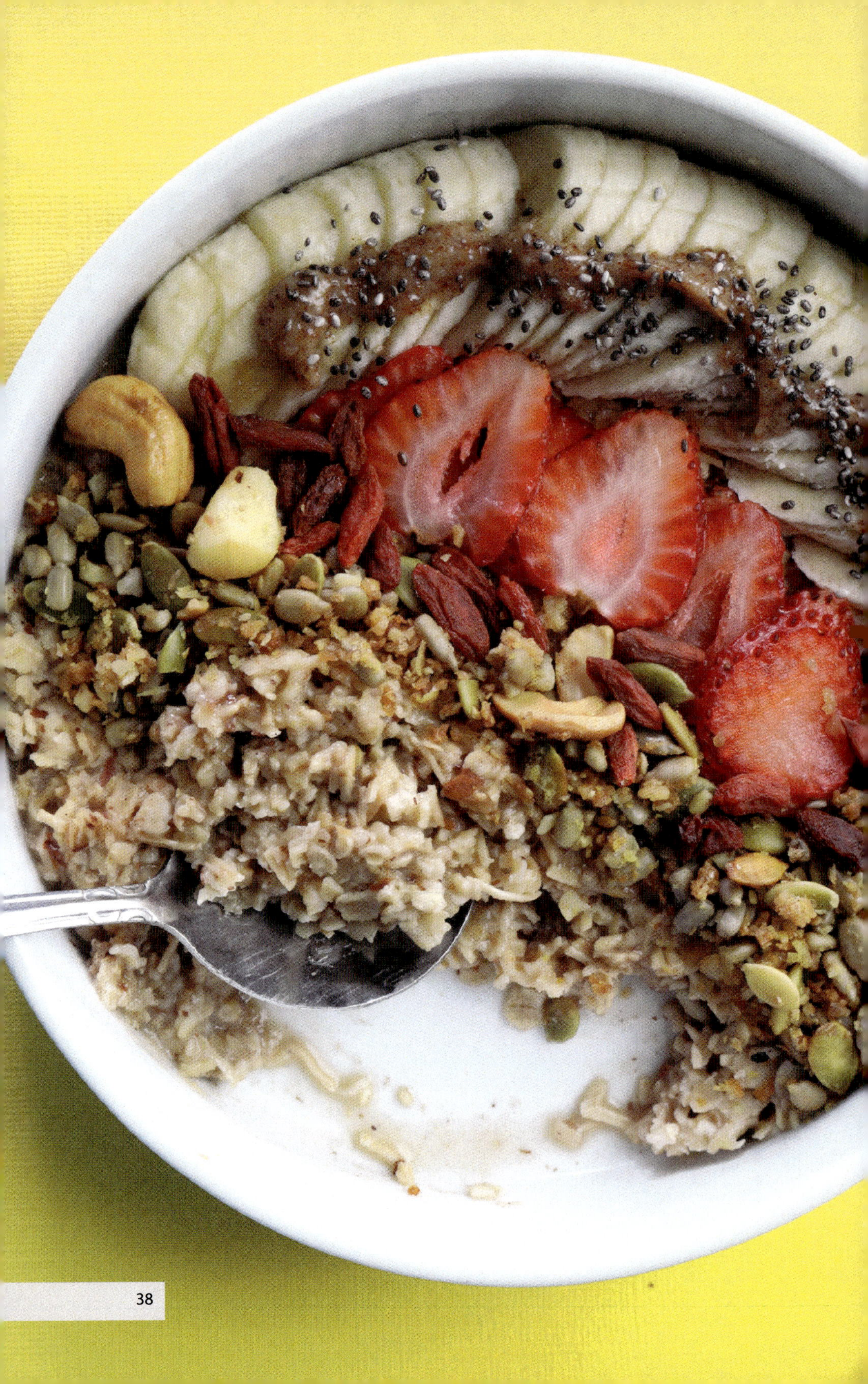

Avena
OVERNIGHT

Porción: 1 | Requiere refrigeración | Tiempo de preparación: 05 min | Cocción: 0 min

INGREDIENTES

Proteínas

- 3 cdas de yogur griego

Carbohidratos

- ⅓ taza de avena remojada
- 1 banana
- 2 cdas de granola al servir (opcional)

Grasas

- 1 cdta de chía
- 5 almendras
- ½ taza de leche de almendras

Condimentos

- ½ cdta de canela
- 1 pizca de sal

PREPARACIÓN

- Tritura la mitad de la banana hasta hacerla puré
- Corta en rebanadas la otra mitad y colócalas en el fondo de un tarro con tapa
- Pica un poco las almendras
- Mezcla la leche con la chía y la avena
- Agrégale el puré de bananas, la canela y el yogur
- Vierte la mezcla en el tarro y espolvorea con las almendras
- Tapa y guarda en el refrigerador
- Si quieres pedacitos crujientes, agrega granola cuando la vas a comer

Info. Nutricional

Porción: 1

Cal **377**	Grasa **11,70 g**	Carb **56,69 g**	Proteínas **11,27 g**

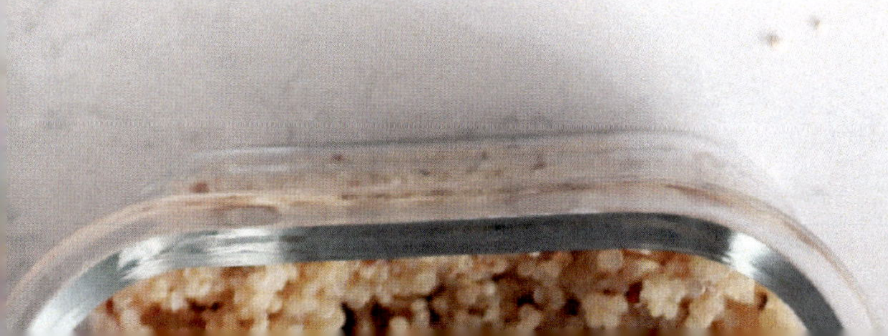

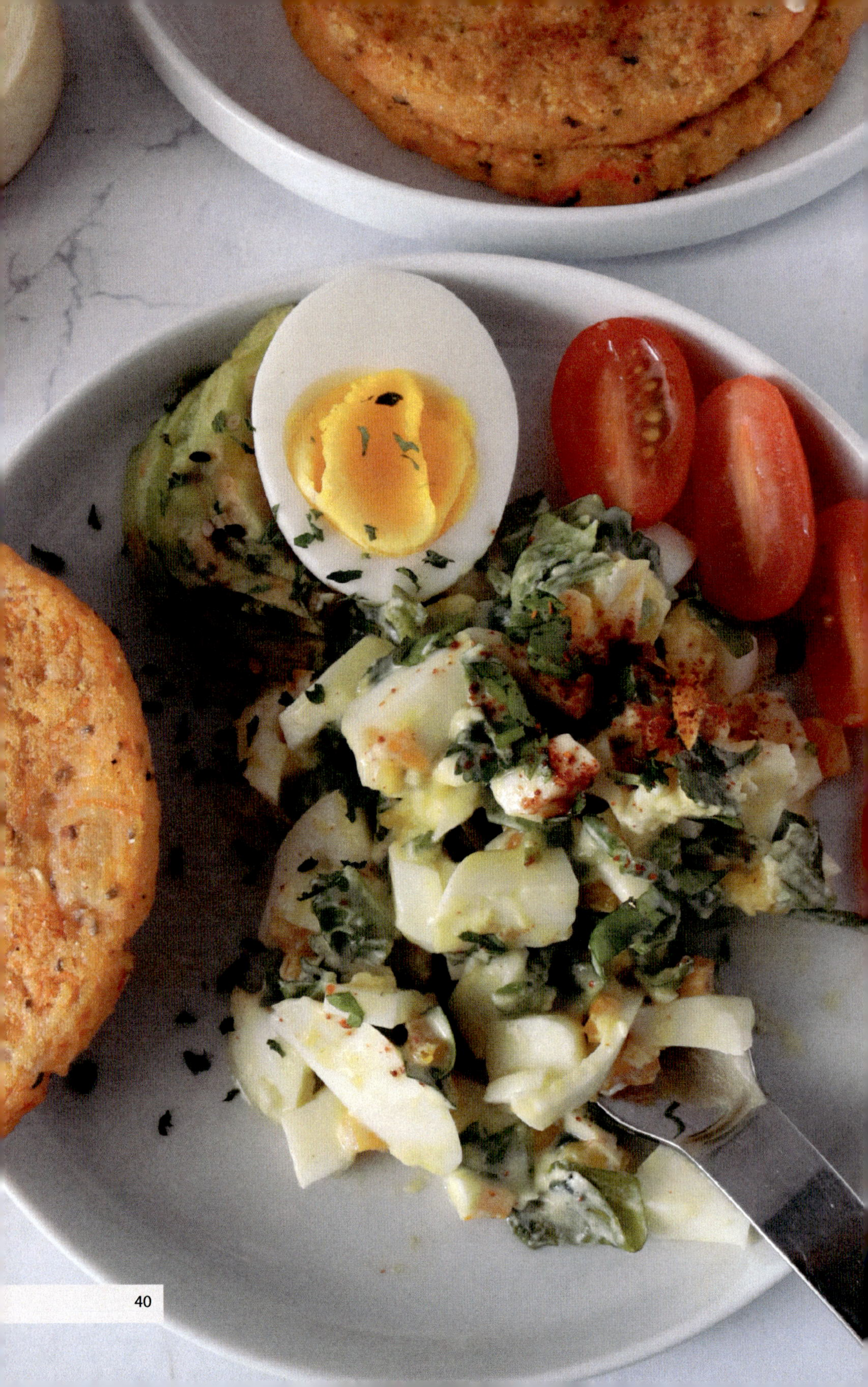

Ensalada
DE HUEVO

2 Porciones | Requiere refrigeración | 10 min Tiempo de preparación | 7 min Cocción

INGREDIENTES

Proteínas

- 3 huevos

Carbohidratos

- 1 cebolla pequeña
- ¼ de pimentón
- 1 tallo deceleri (13 cm)
- 2 cdas de cebollín picado
- 2 cdas de cilantro

Condimentos y grasa

- 4 cdas de aderezo de yogur | Receta en la página 28

PREPARACIÓN

- Hierve los huevos
- Cuando estén cocidos, córtalos en cubos
- Corta los vegetales en cubos
- En un bol combina los vegetales y los huevos
- Mezcla los ingredientes del aderezo y agrégalos a la ensalada

Info. Nutricional

Porción: 1

Cal **188**	Grasa **11,47 g**	Carb **7,35 g**	Proteínas **13,89 g**

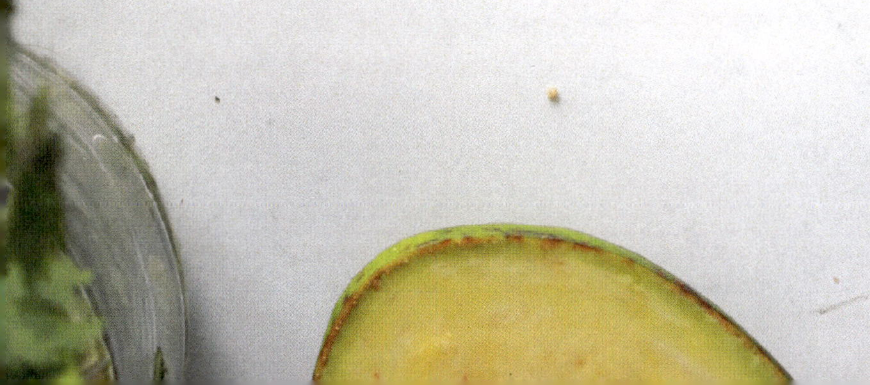

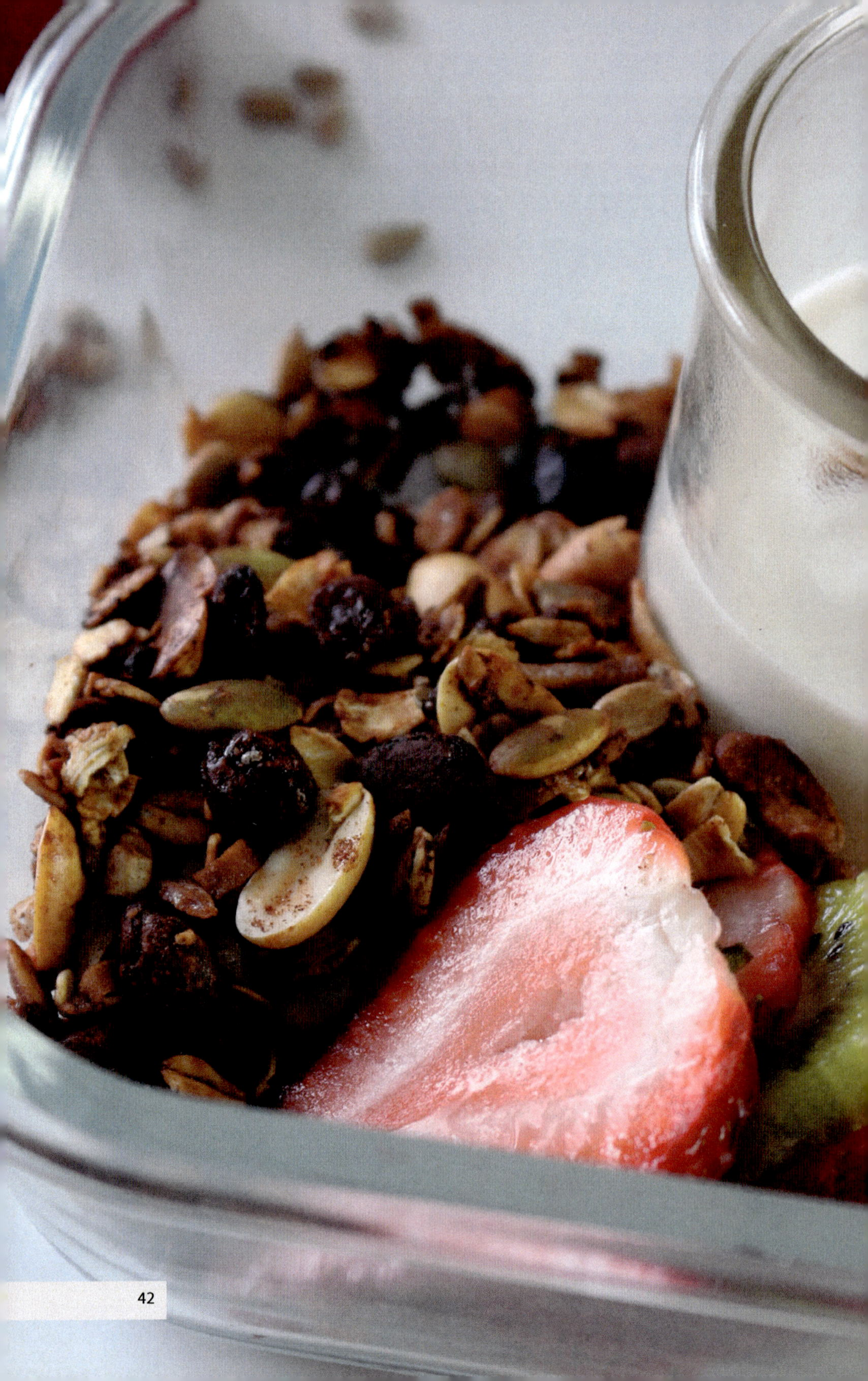

Granola
CASERA

30 Porciones | Requiere refrigeración | 05 min Tiempo de preparación | 35 min Cocción

INGREDIENTES

Proteínas y grasas

- ½ taza de semillas variadas (puedes usar semillas de girasol, semillas de amapola, chía, linaza, sésamo, hemp)
- 3 cdas de coco rallado
- 2 cdas de aceite de coco

Carbohidratos

- 2 tazas de avena
- 3 cdas de miel
- 2 cdas de agua

PREPARACIÓN

- Precalienta el horno a 375°F|180° C
- Mezcla los ingredientes en un recipiente
- Coloca la mezcla en una bandeja para hornear
- Hornea por 35 min, revisando y moviendo con una paleta cada 5 minutos para que se cocine uniforme
- Guárdala en un recipiente de vidrio bien tapada

Info. Nutricional

Porción: 3 cdas

Cal	Grasa	Carb	Proteínas
328	**17,44 g**	**33,47 g**	**9,45 g**

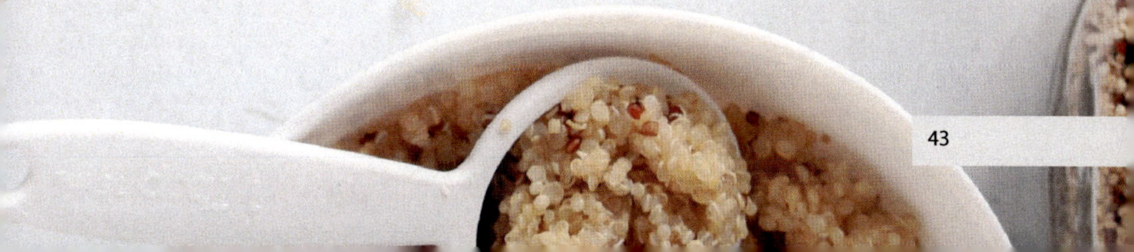

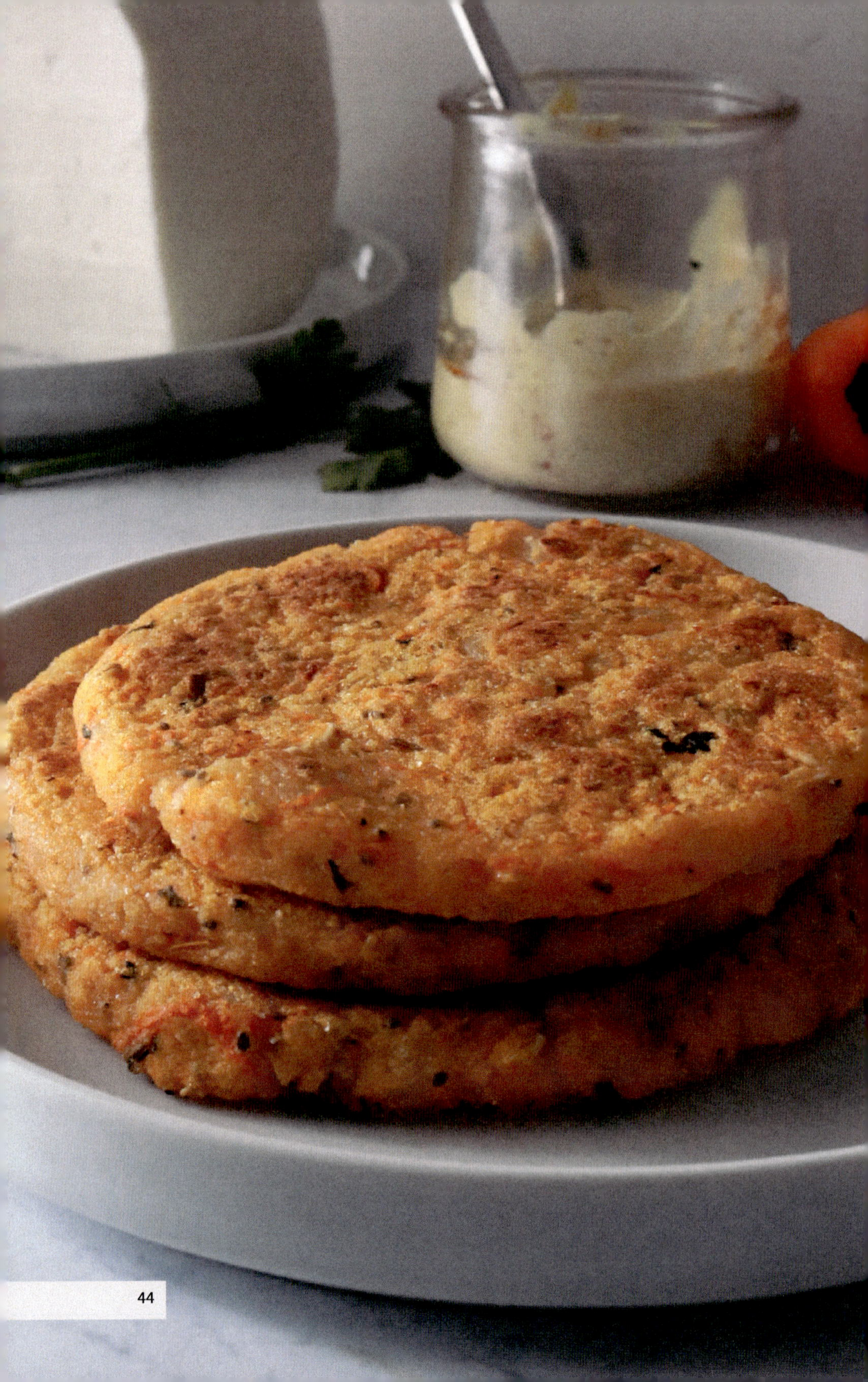

Arepas
DE BATATA

3 Porciones | Requiere refrigeración | 05 min Tiempo de preparación | 15 min Cocción

INGREDIENTES

- 1 taza de agua tibia

Proteínas y grasas

- 1 cda de chía
- 1 cdta de linaza

Carbohidratos

- ½ taza de harina de maíz
- ½ taza de avena
- ½ taza de batata horneada

Condimentos

- Pizca de sal

PREPARACIÓN

- Tritura la batata hasta hacer puré
- Coloca la mitad del agua en un bol y agrega poco a poco la harina de maíz. Ve removiendo, amasando y agregando más agua.
- Agrega el resto de ingredientes e intégralos amasando hasta obtener una masa homogénea, suave y no pegajosa
- Haz las arepas bien finitas de unos 10 cm de diámetro
- Cocina en una sartén por ambos lados hasta que esté tostadita

Info. Nutricional

Porción: 1 arepa.

Cal **207**	Grasa **3,32**	Carb **38,74 g**	Proteínas **5,7 g**

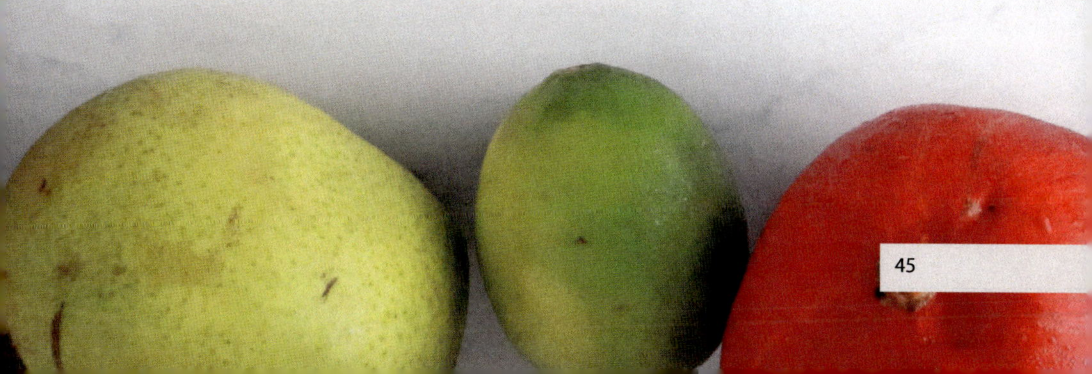

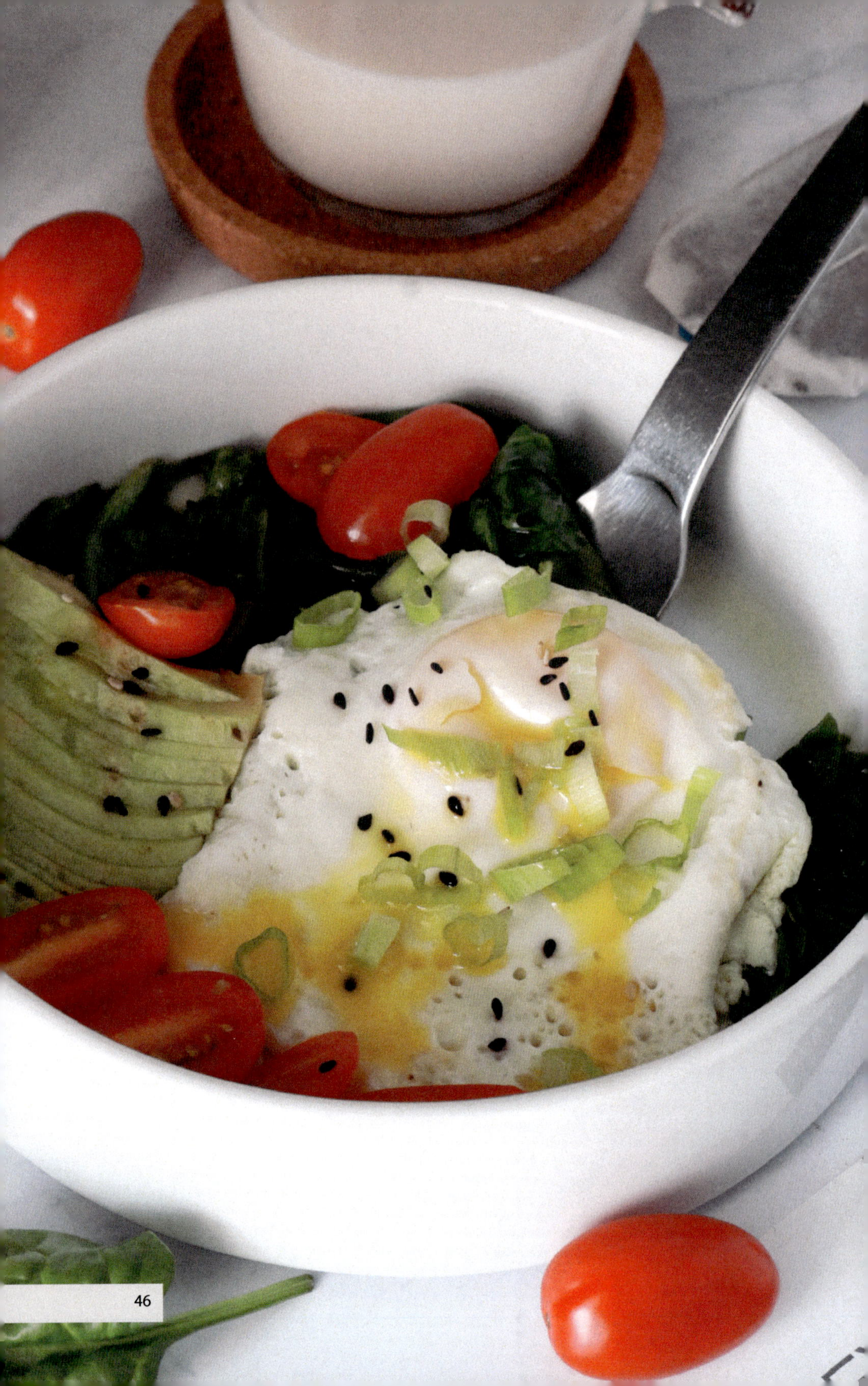

Huevo, ESPINACAS Y AGUACATE

1 Porción | Requiere refrigeración | 05 min Tiempo de preparación | 10 min Cocción

INGREDIENTES

Proteínas:

- 1 huevo

Grasas

- 60 gr de aguacate
- 1 cdta de aceite de oliva, coco o de aguacate

Carbohidratos

- 1 taza de espinacas
- 1 diente de ajo

Condimentos

- Sal y pimienta al gusto
- 1 cdta de ajo en polvo

PREPARACIÓN

- En una sartén agrega el aceite de oliva y el ajo, cocina a fuego lento. Luego agrega la espinaca,
- Sazona con sal y pimenta y sácala en un plato.
- En una sartén cocina el huevo entero o revuelto.
- Sirve el plato con las espinacas, el huevo, aguacate y acompáñalo con 1 arepa.

Info. Nutricional

Porción: 1 plato

Cal **235**	Grasa **18,42 g**	Carb **8,62 g**	Proteínas **8,73 g**

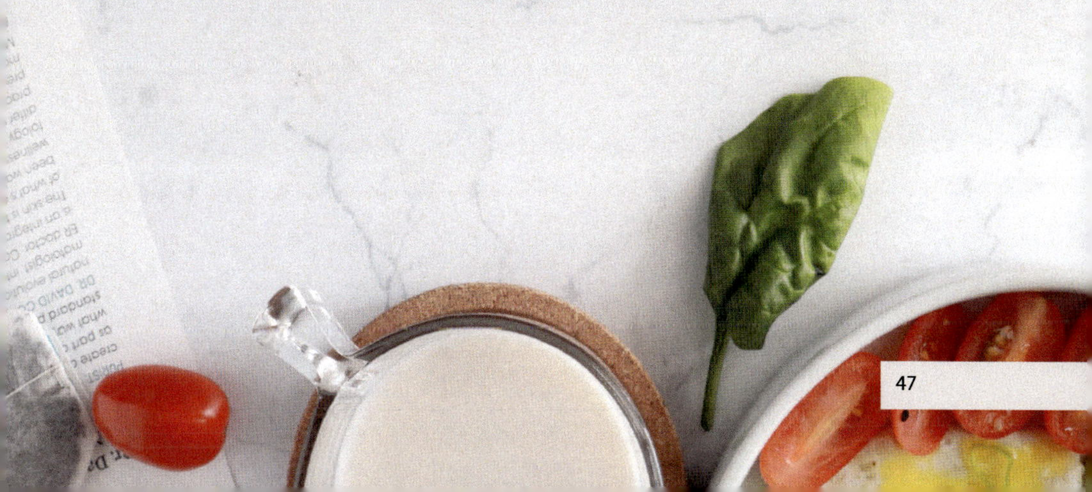

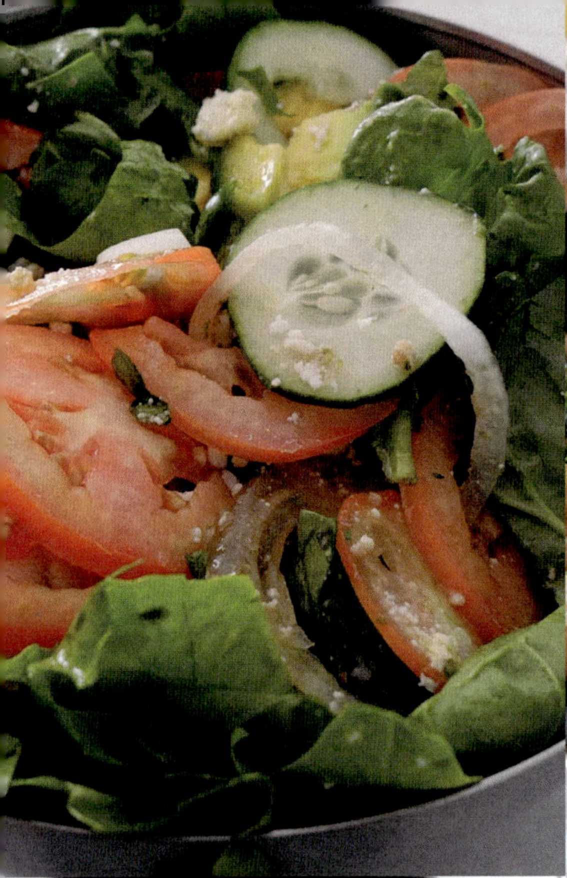

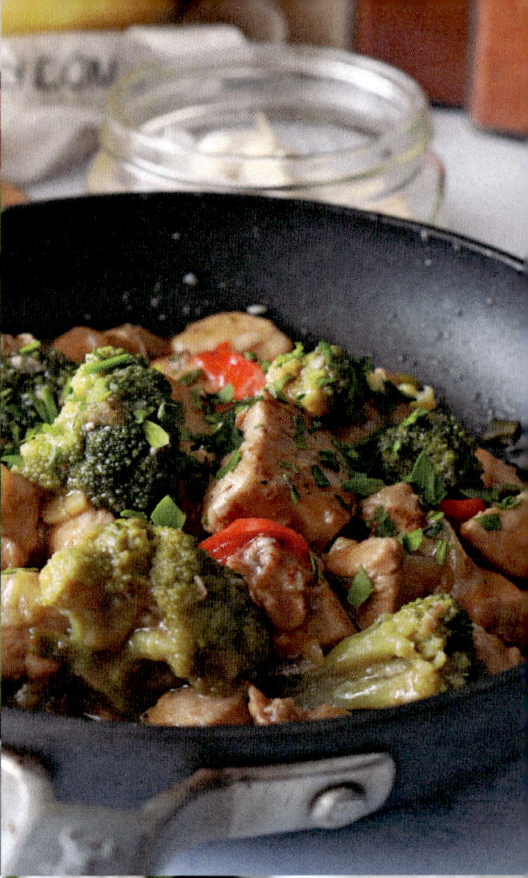

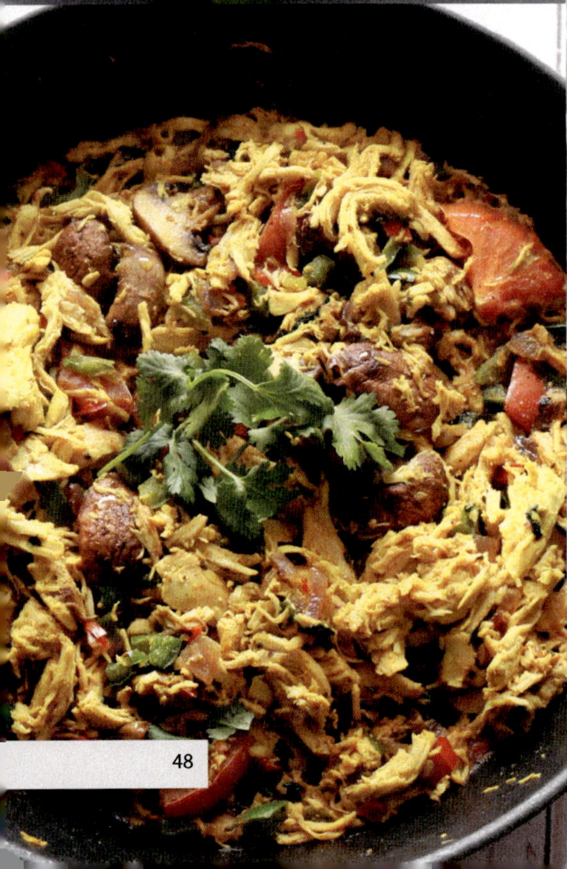

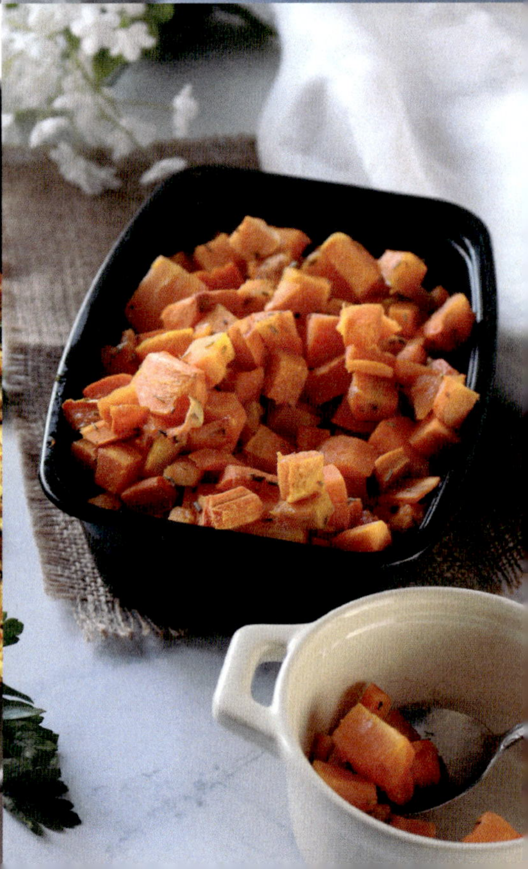

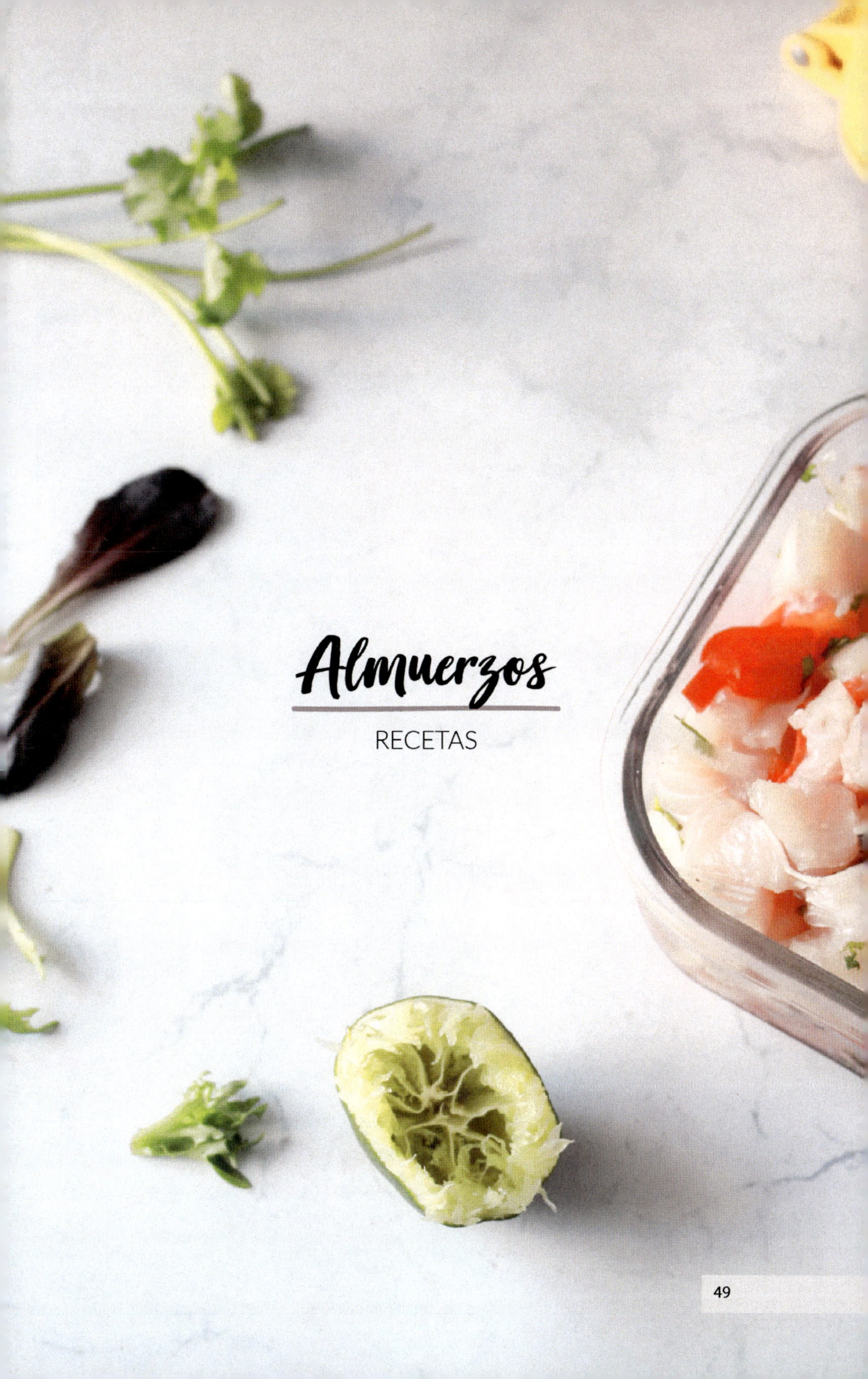

Almuerzos

RECETAS

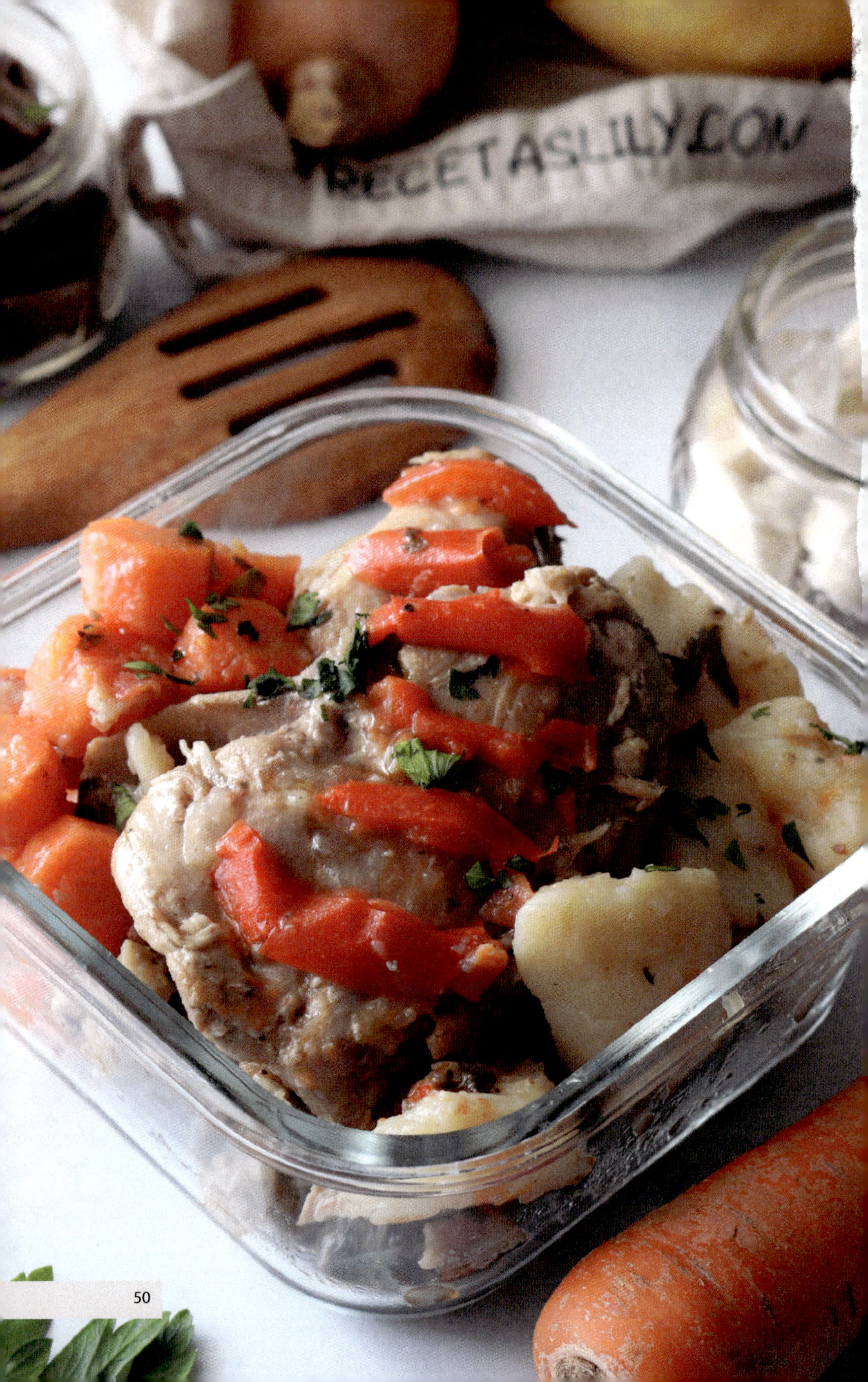
RECETASLILY.COM

Pollo
A LA CAMPESINA

5 Porciones | Requiere refrigeración | 8 min Tiempo de preparación | 35 min Cocción

INGREDIENTES

Proteína

- 500 gr de pechuga de pollo (o piezas con hueso sin piel)

Carbohidratos:

- 1 cebolla mediana
- 2 tomates
- 2 dientes de ajo
- ½ pimentón
- 3 hojas de albahaca
- 2 ajíes dulce (opcional)
- 1 papa
- 1 zanahoria

Condimentos y grasas:

- Sal rosada al gusto
- Pizca de pimienta
- ½ cdta de orégano al gusto
- ½ cdta de romero
- 1 cdta de aceite de oliva, coco o de aguacate

Opcional:

Puedes agregar estos opcionales para dar más sabor

- 1 tallo de celeri
- 1 cdta de puré concentrado de tomate

PREPARACIÓN

- Limpia el pollo y condimenta
- Corta los vegetales en cubos
- En una olla grande coloca el aceite de oliva y sofríe el pollo hasta dorar
- Cuando el pollo esté dorado agrega las papas, la zanahoria, la cebolla y el pimentón
- Agrega el resto de los ingredientes y baja a fuego lento. Deja cocinar tapado por aproximadamente 35 minutos.
- Chequea y remueve cada 15 minutos.

LILYTIPS

Durante la cocción notarás que el pollo bota agua y con esta se produce la salsa, si no escurre agua es porque está muy alto el calor.

En ese caso, agrega ½ taza de caldo de pollo o agua. Cuando esté listo antes de servir deja reposar unos 15 minutos.

Info. Nutricional

Porción: 100g

Cal **463,4**	Grasa **15,20 g**	Carb **32,82 g**	Proteínas **48,82 g**

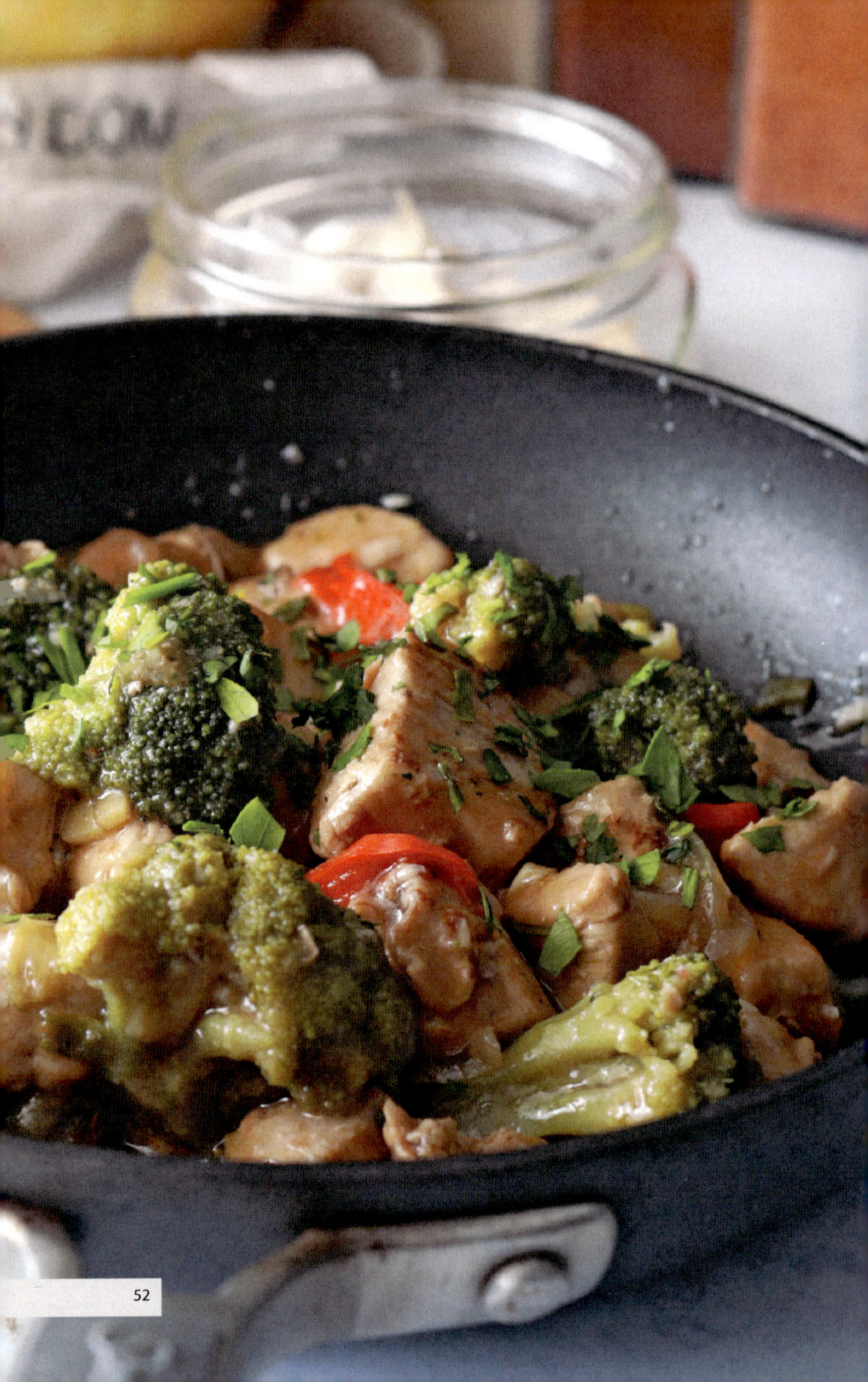

Pollo
AL JENGIBRE

5 Porciones | Requiere refrigeración | 8 min Tiempo de preparación | 25 min Cocción

INGREDIENTES

Proteína

- 500 gr de pechuga de pollo
- 1 taza de caldo de pollo

Carbohidratos

- 1 cebolla mediana
- 5 dientes de ajo
- ½ pimentón
- 1 cdta de jengibre fresco
- 2 tazas de brócoli
- 3 tallos de cebollín

Grasas

- 1 cda de semillas de sésamo
- 2 cdas de aceite de oliva, coco o de aguacate

Condimento

- 1 cda de aminos líquidos, sustituto de salsa de soya (sin sal)
- 1 cda de miel
- Sal y pimienta al gusto

Opcional

- 1 cdta de almidón de maíz

PREPARACIÓN

- Condimenta el pollo, por lo menos 2 horas antes de cocinarlo, con 2 dientes de ajo, miel, ½ cdta de jengibre, sal y pimienta
- Limpia bien los vegetales y córtalos en cubos o en juliana
- Calienta una sartén o wok con 1 cda de aceite
- Agrega el ajo y el jengibre
- Añade el pollo y sofríe hasta dorar. Luego colócalo en un recipiente
- Agrega otra cucharada de aceite y los vegetales (cebolla, pimentón, brócoli)
- Incorpora el pollo, los aminos y ve agregando lentamente el caldo de pollo mientras remueves
- Condimenta con sal y pimienta
- Espolvorea con cebollín fresco y semillas de sésamo

LILYTIPS

Si queda muy líquido puedes espesar la salsa sacando un poco de caldo en una taza y le agregas 1 cda de almidón de maíz. Baja el calor al mínimo y le agregas la mezcla. Apaga cuando llegue al espesor deseado.

Info. Nutricional

orción: 1

Cal **379,50**	Grasa **15,29 g**	Carb **13,21 g**	Proteínas **47,19 g**

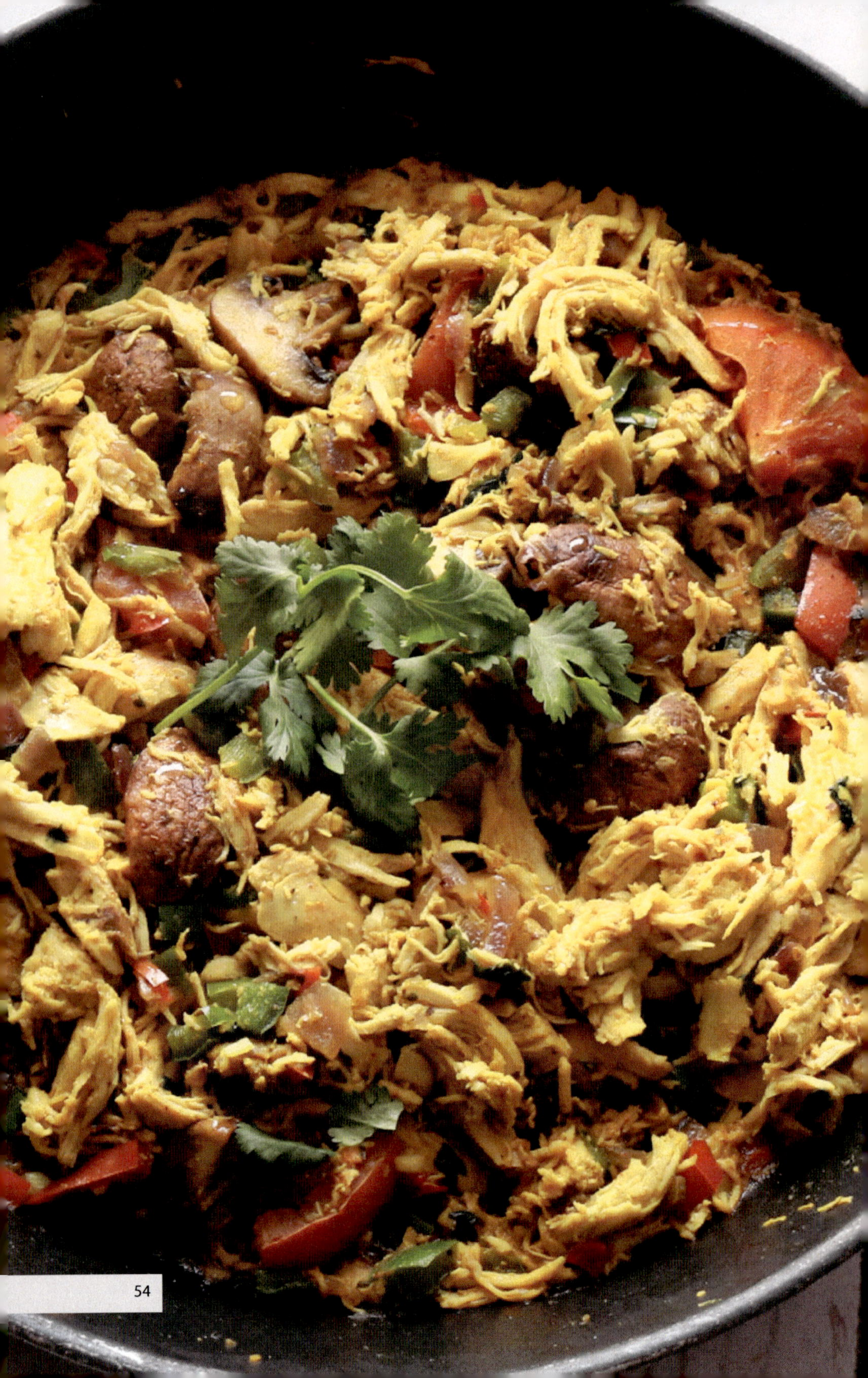

Guiso
DE POLLO

2 Porciones | Requiere refrigeración | 5 min Tiempo de preparación | 15 min Cocción

INGREDIENTES

Proteína

- 200 gr de pechuga de pollo
- 1 taza de caldo de pollo (el agua del pollo hervido)

Carbohidratos

- 3 tomates
- 1 pimentón
- 1 cebolla mediana
- 1 manojo de cilantro
- 3 dientes de ajo
- 1 zanahoria mediana

Grasa

- 1 cda de aceite de oliva, coco o aguacate

Condimentos

- Sal y pimienta negra al gusto
- 1 cdta de comino
- 1 cdta de cúrcuma

PREPARACIÓN

- Hierve la pechuga de pollo entera
- Cuando esté cocida méchala
- Coloca en la sartén el aceite y sofríe la cebolla y la zanahoria
- Agrega el pimentón y el ajo
- Agrega el pollo y los condimentos. Mezcla bien
- Incorpora el tomate y el caldo de pollo
- Espolvorea con el cilantro picadito cuando esté listo

Info. Nutricional

Porción: 1

Cal **418**	Grasa **15,06 g**	Carb **21,65 g**	Proteínas **48,97 g**

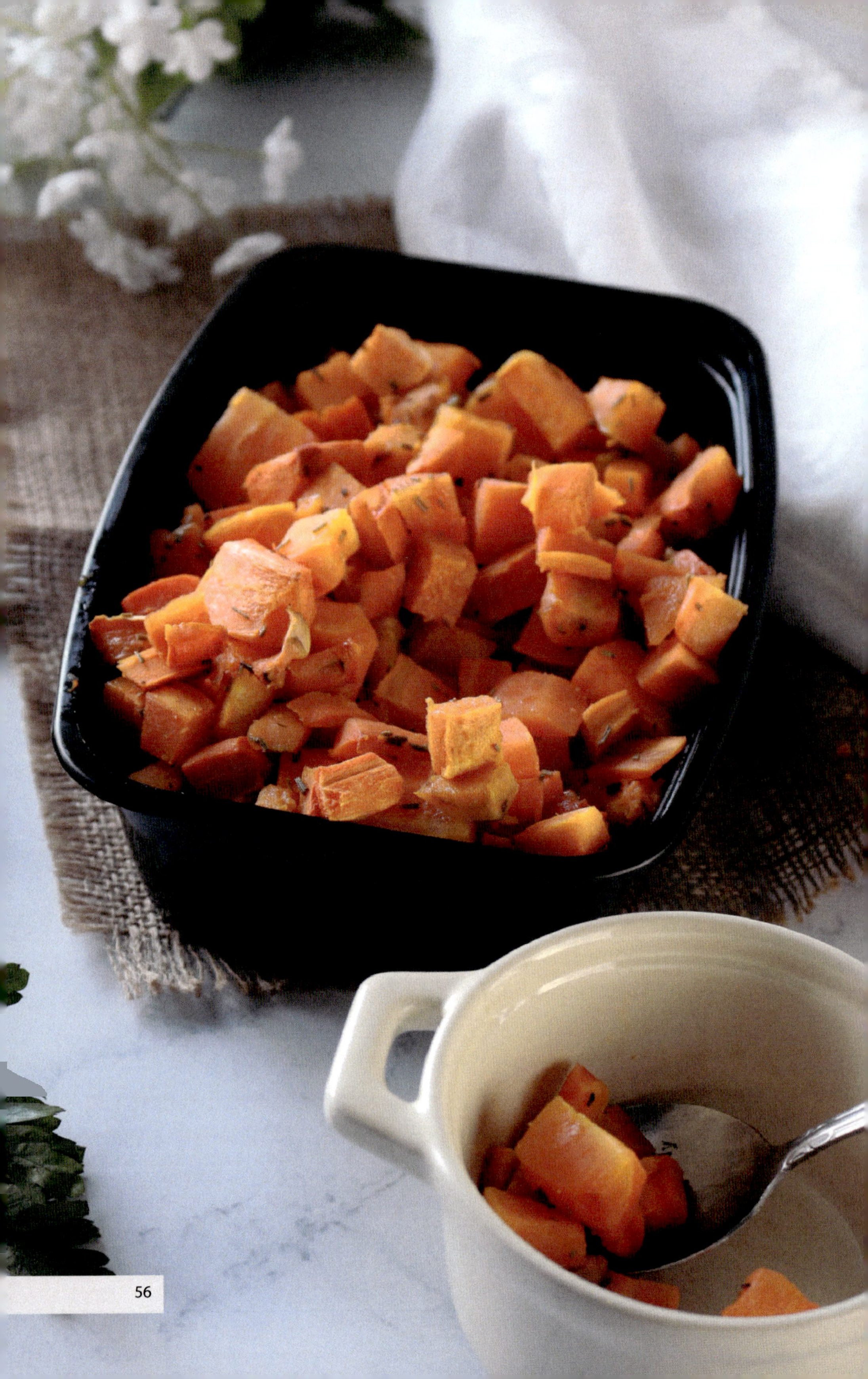

Cubos
DE BONIATO CON ROMERO

5		5 min	40 min
Porciones	Requiere refrigeración	Tiempo de preparación	Cocción

INGREDIENTES

Carbohidratos

- 5 boniatos medianos

Condimentos

- 1 cdta de ajo en polvo
- Sal al gusto
- 1 cdta de romero
- Pimienta negra al gusto
- 1 cda de aceite de oliva

PREPARACIÓN

- Corta en cubos los boniatos, condimenta y coloca en una bandeja para el horno
- Hornea todo a 200°C | 400° F por 40 min. hasta que esté suave y dorada

Info. Nutricional

Porción: 1

Cal **139**	Grasa **1,64 g**	Carb **29,23 g**	Proteínas **2 g**

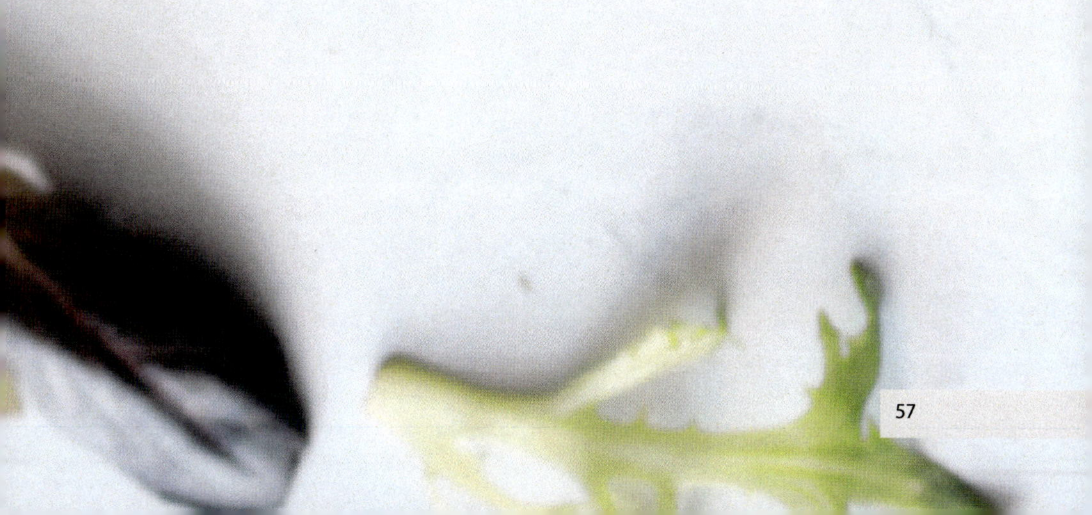

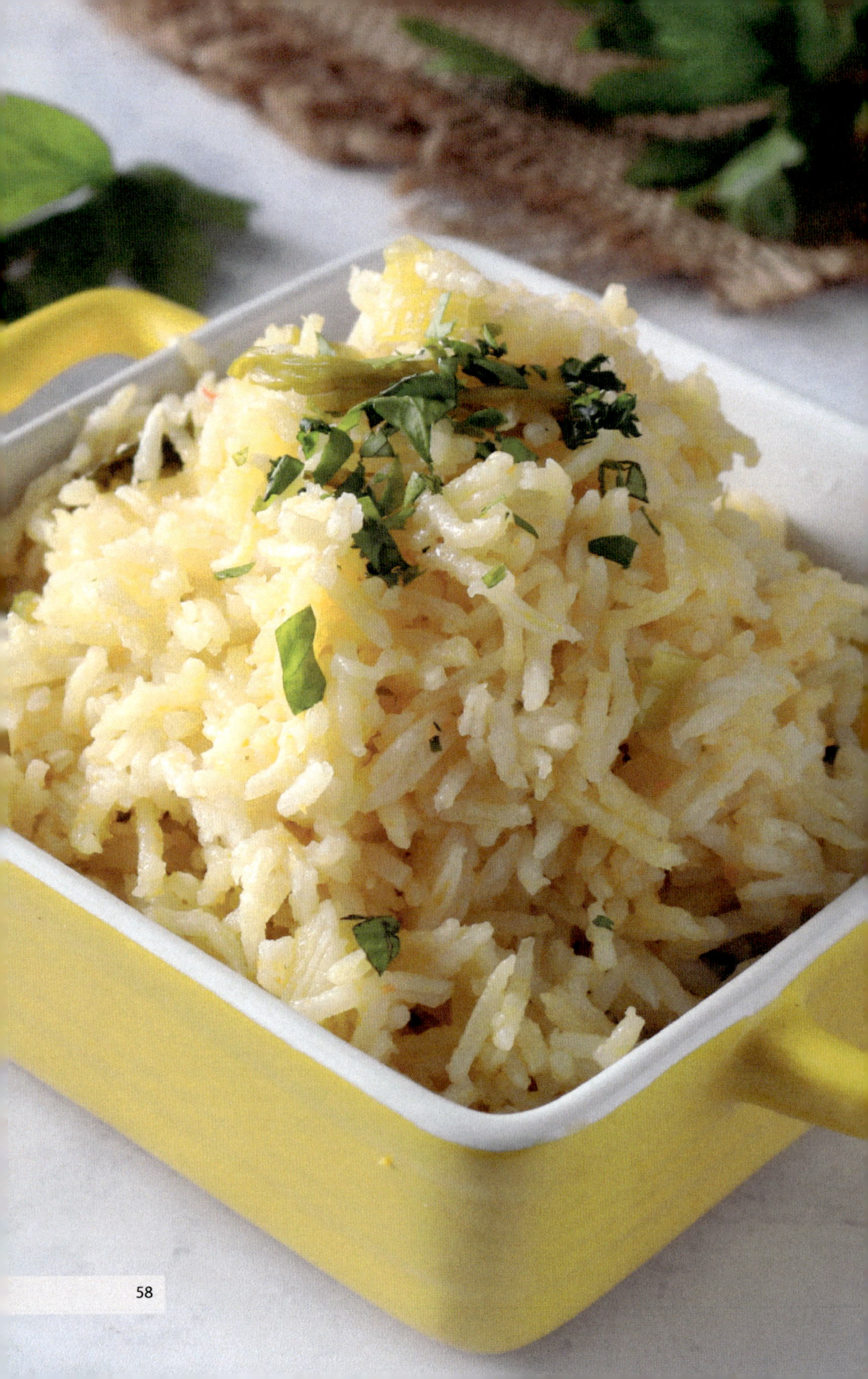

Arroz
BÁSICO

2 Porciones | Requiere refrigeración | 5 min Tiempo de preparación | 25 min Cocción

INGREDIENTES

- 1 taza de agua

Carbohidratos

- ½ taza de arroz
- Pimentón

Grasas y condimentos

- Sal y pimienta al gusto
- 2 julianas de pimentón rojo
- 1 cda de aceite de oliva

PREPARACIÓN

- Remoja el arroz en agua desde el día anterior
- Escurre
- En una olla coloca el aceite de oliva y cuando caliente agrega el pimentón
- Añade el arroz y el agua
- Cocina a fuego lento y tapado, por 25 minutos

Info. Nutricional

Porción: 1 porción 1/2 taza

Cal **78,84**	Grasa **1,64 g**	Carb **29,23 g**	Proteínas **2 g**

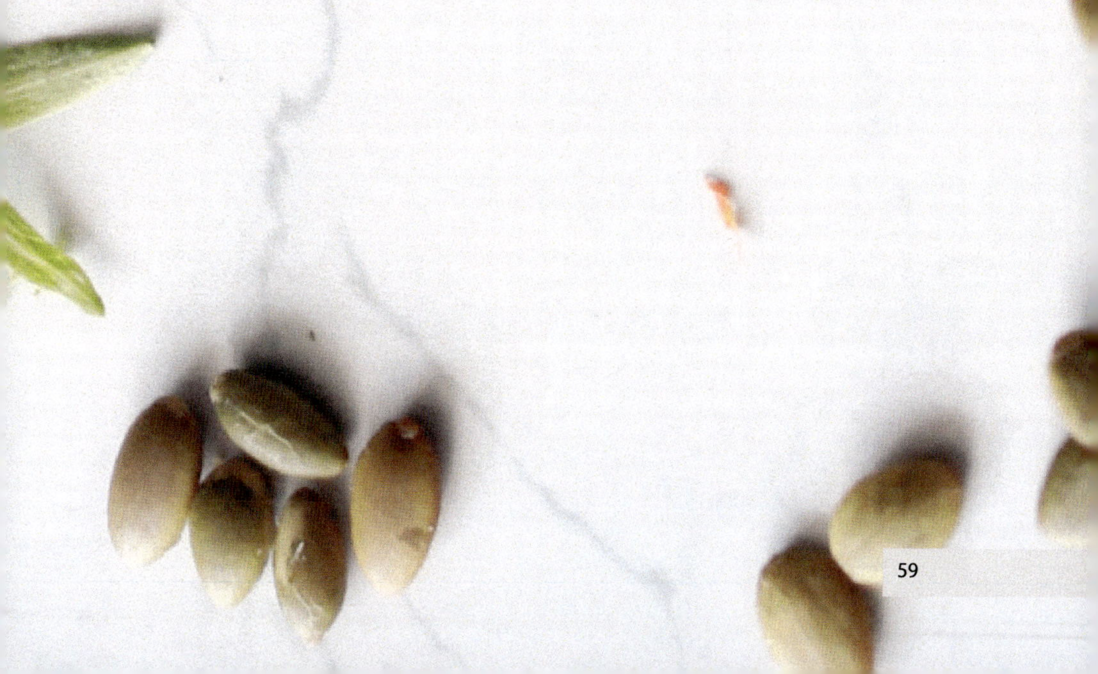

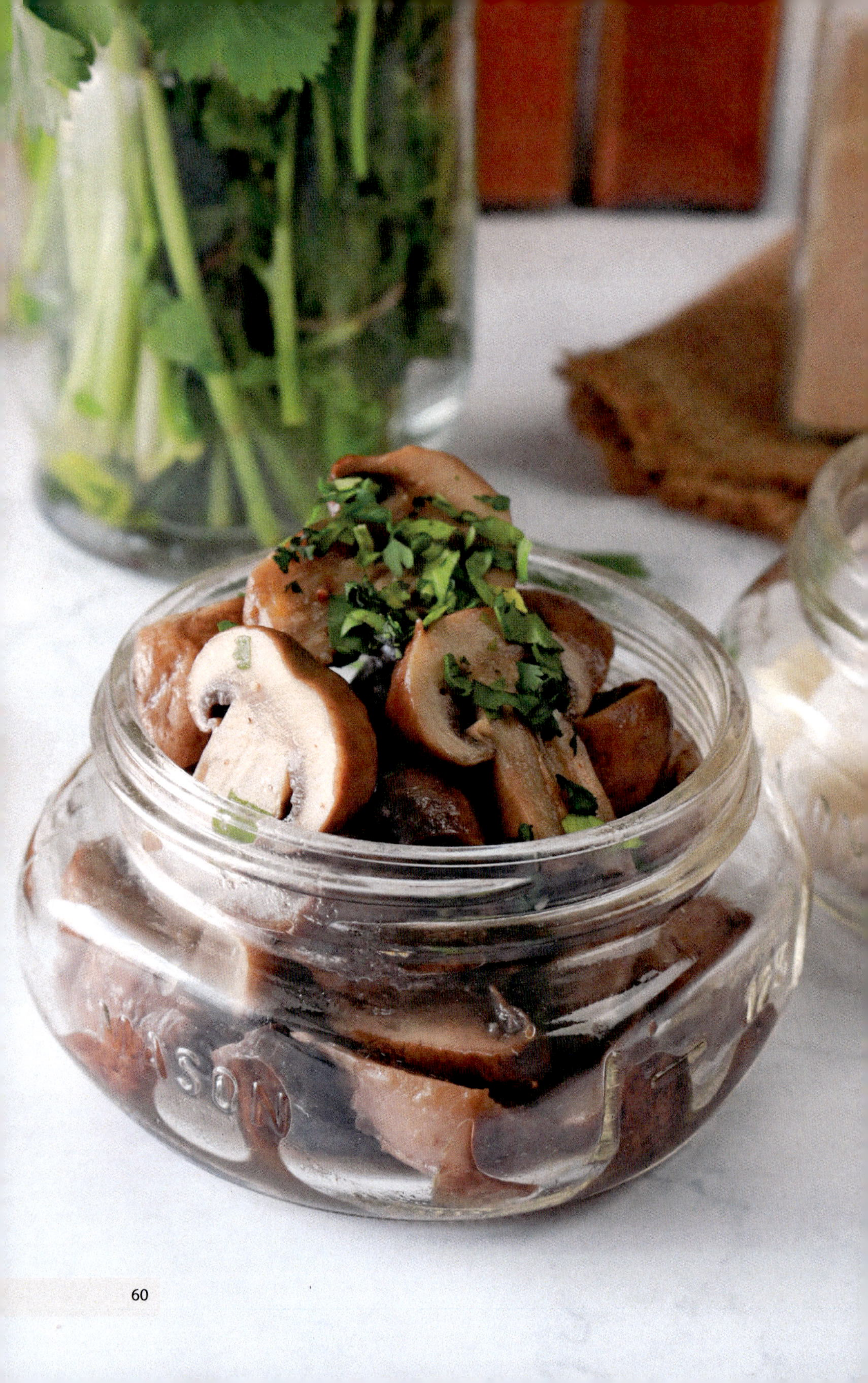

Champiñones
AL AJILLO

2		5 min	15 min
Porciones	Requiere refrigeración	Tiempo de preparación	Cocción

INGREDIENTES

Carbohidratos

- 500 gr de champiñones
- 4 dientes de ajo
- 1 manojo de perejil (2 cdas)

Grasa y condimentos

- 1 cucharadita de mantequilla, ghee o aceite de oliva
- Sal y pimienta negra al gusto

PREPARACIÓN

- Limpia bien los champiñones sin humedecerlos demasiado
- Córtalos por la mitad o en rebanadas
- Condimenta los champiñones con ajo, perejil y aceite de oliva. Masajéalos bien
- Si lo cocinas en una sartén: derrite el ghee y agrega los champiñones condimentados. Cocina por 5 minutos y retira del fuego
- Si los cocinas en el horno: colócalos en una bandeja y hornea a 180°C | 375°F por 15 minutos

Info. Nutricional

Porción: 1

Cal **70,42**	Grasa **3,65 g**	Carb **5,26 g**	Proteínas **4,14 g**

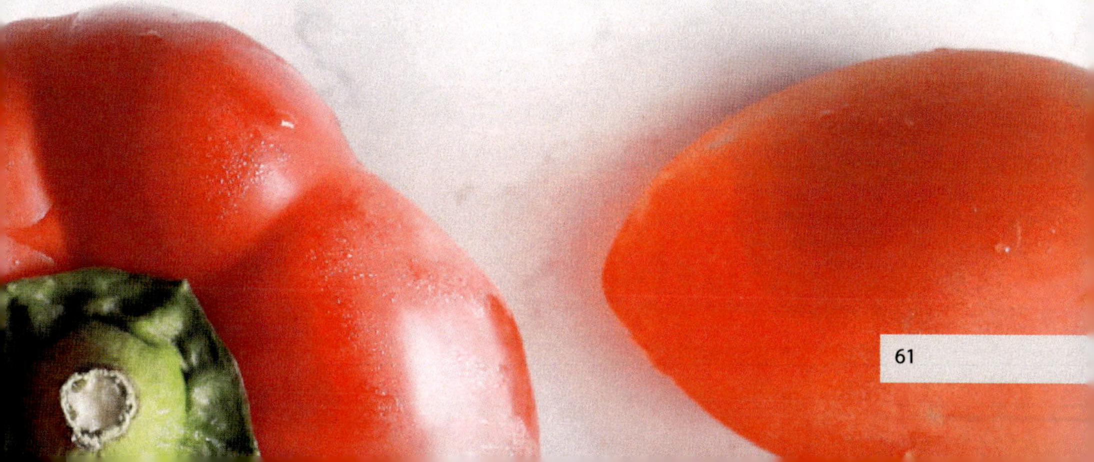

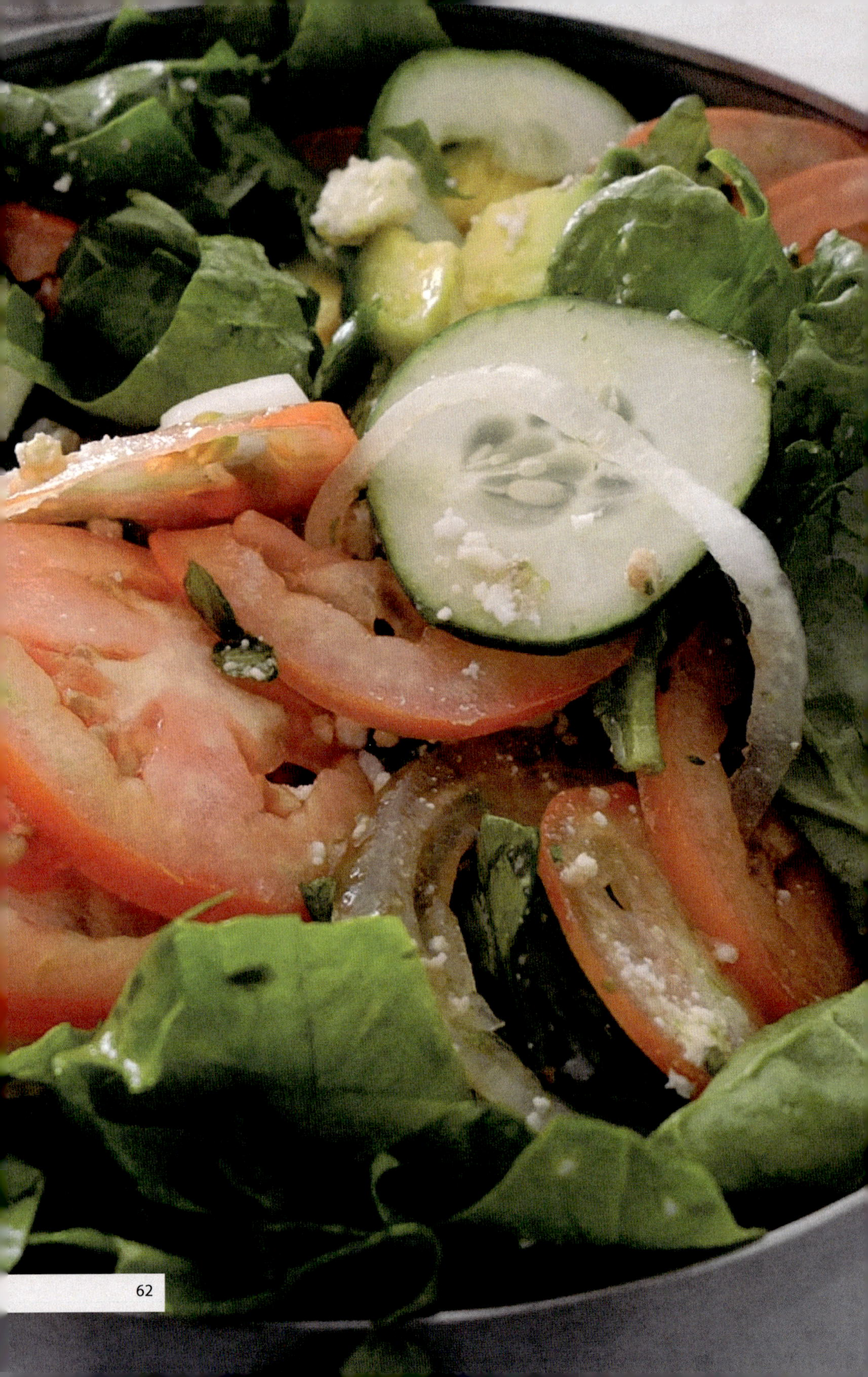

Ensalada
VERDE

2 Porciones | Requiere refrigeración | 10 min Tiempo de preparación | 0 min Cocción

INGREDIENTES

Carbohidratos

- 2 tazas de espinacas
- ½ cebolla
- 1 tomate
- ¼ de pimentón

Grasas:

- ½ aguacate

Aderezo:

- 2 cdas de vinagreta
- Jugo de ½ limón

PREPARACIÓN

- Corta todos los ingredientes en cubos o rebanadas
- Agrega el aderezo y mezcla

Info. Nutricional

Porción: 1

Cal **30**	Grasa **0,36 g**	Carb **5,57 g**	Proteínas **1,39 g**

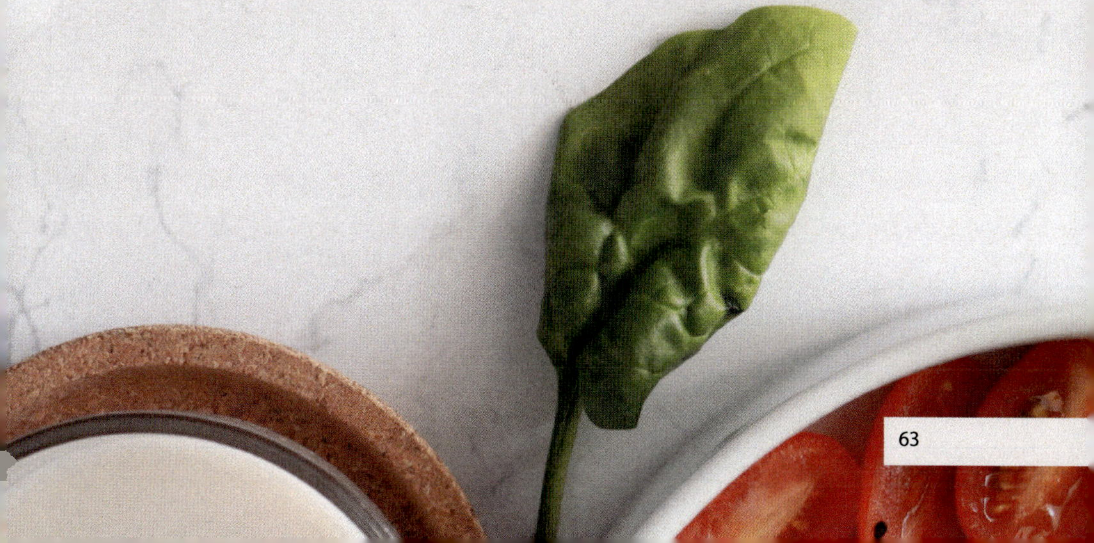

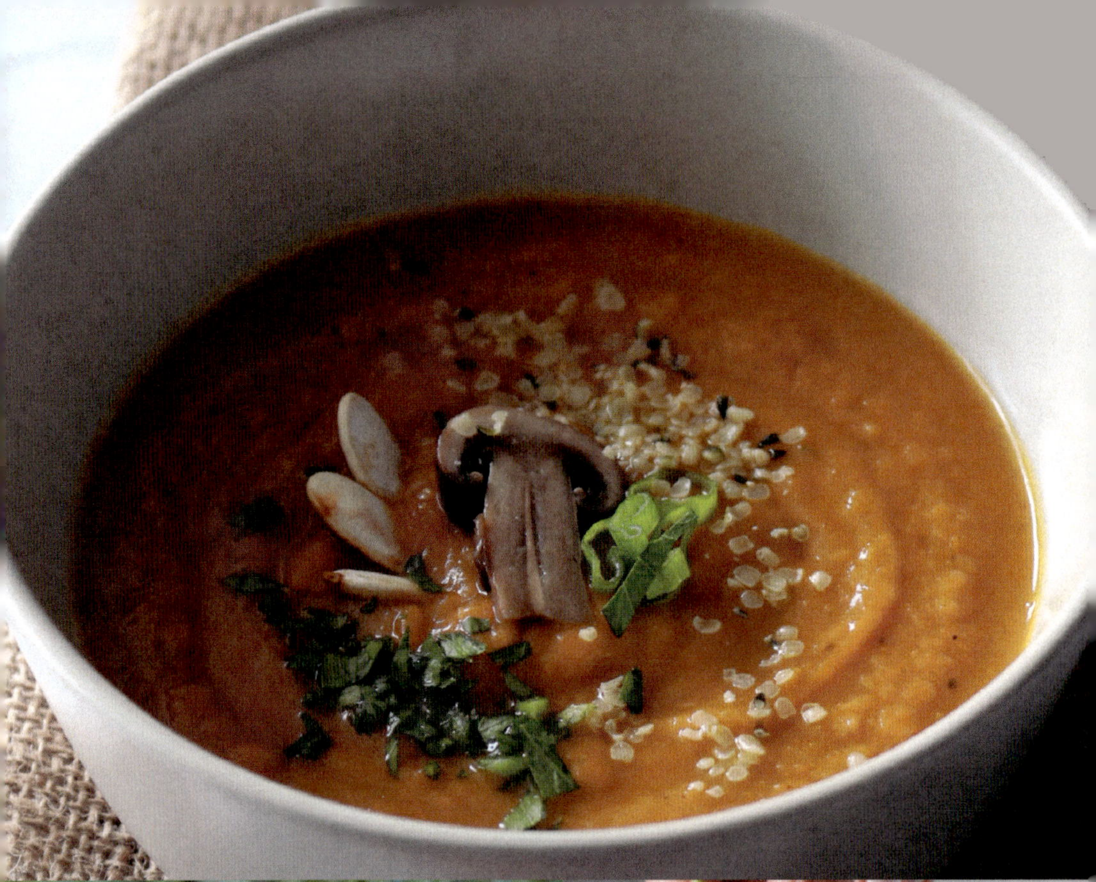

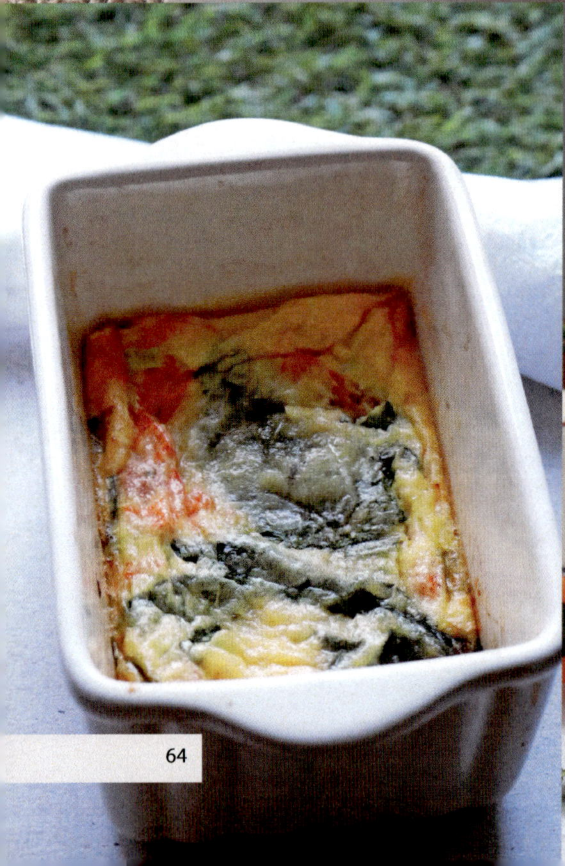

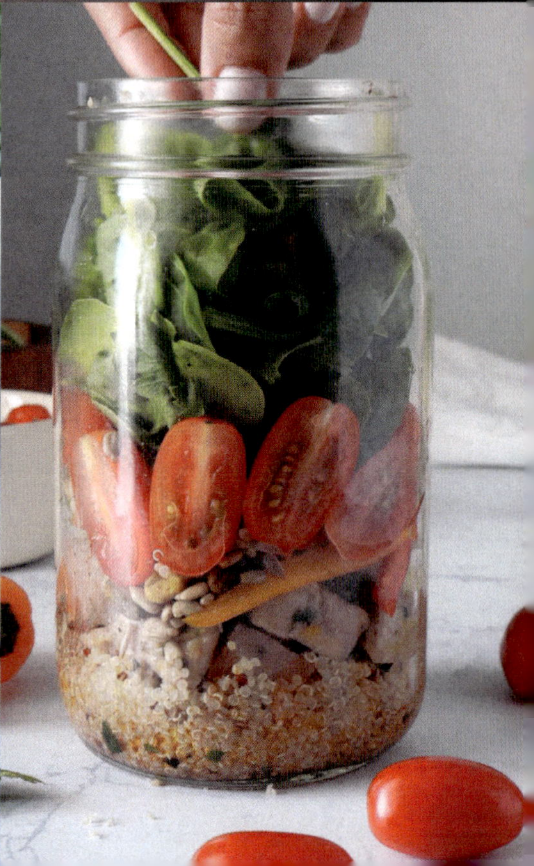

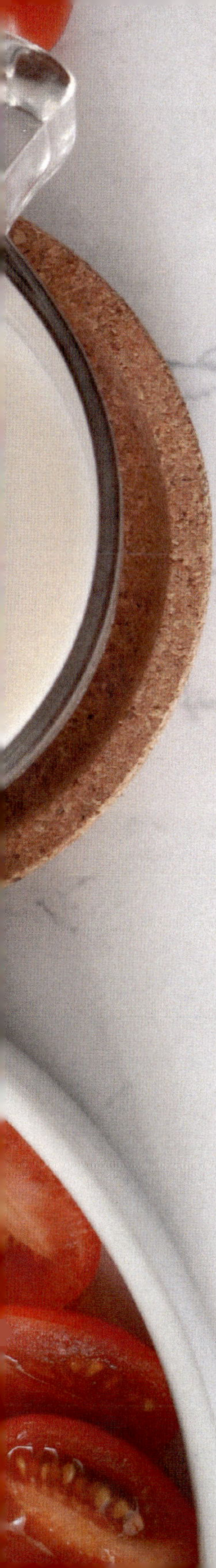

Cenas

RECETAS

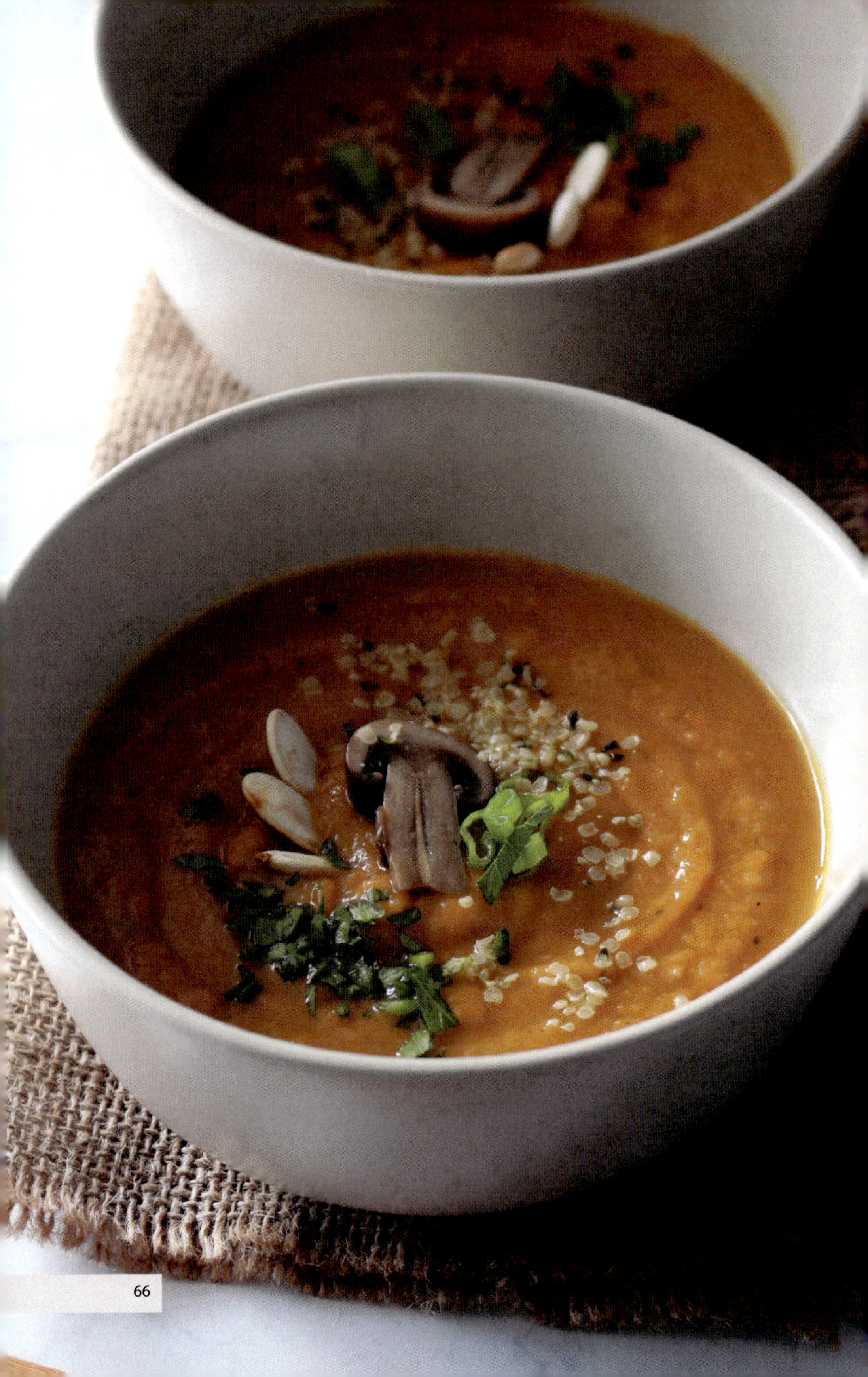

Sopa
DE VERDURAS

4 Porciones | Requiere refrigeración | 10 min Tiempo de preparación | 25 min Cocción

INGREDIENTES

Proteína

- 6 tazas de agua o caldo de pollo
- 100 gr de pollo mechado

Carbohidratos

- 4 boniatos o batata
- 1 zanahoria
- ¼ de cebolla
- 2 dientes de ajo
- 1 tallo de celeri
- 1 manojo pequeño de perejil
- 1 cdta de romero
- Pizca de sal y pimienta negra

Grasas

- 1 cdta de aceite de oliva

PREPARACIÓN

- Precalienta el horno a 200°C | 400°F
- Pica la batata y la zanahoria en cubos o ruedas de tamaños similares
- Coloca la batata y la zanahoria en una bandeja para hornear
- Agrégale sal, pimienta y romero
- Hornea hasta que ablanden, por aproximadamente 25 minutos
- Aparte, en una olla sofríe en aceite de oliva la cebolla, el ajo y el celeri
- Incorpora las verduras horneadas y mezcla
- Agrega el caldo de pollo
- Procesa la mezcla en la licuadora
- Sirve espolvoreando con el pollo mechado y perejil

Info. Nutricional

Porción: 1

Cal **340**	Grasa **9,96 g**	Carb **29,75 g**	Proteínas **32,99 g**

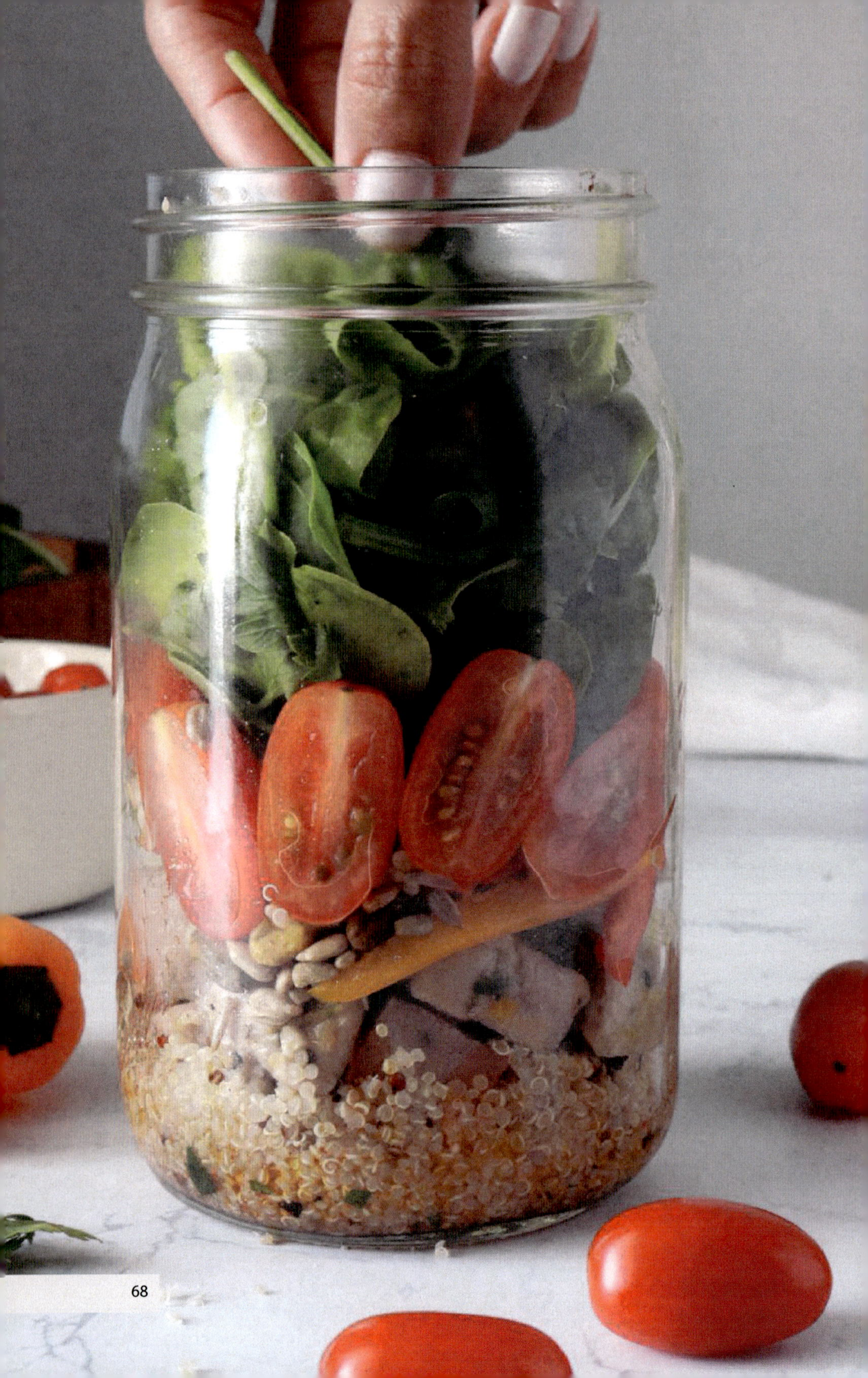

Ensalada
EN TARRO

1 Porción · Requiere refrigeración · 10 min Tiempo de preparación · 25 min Cocción

INGREDIENTES

Proteína

- 100 g de pollo mechado

Carbohidratos

- 1 taza de espinaca
- 2 aros de cebolla
- ¼ de pimentón
- Jugo de ½ limón

Grasa

- 50 g de aguacate
- 1 cda de frutos secos o semillas
- ⅓ taza de aderezo de vinagre balsámico. *Receta en la página 30*

LILYTIPS

Verifica que los ingredientes no se mezclen. Solo se mezclarán justo antes del momento de consumirla.

PREPARACIÓN

- Hierve la pechuga de pollo y méchalo.
- Prepara el aderezo mezclando todos los ingredientes con la ayuda de un batidor de mano para homogeneizar.
- Lava bien la espinaca y sécala con papel absorbente
- Pica la cebolla y el pimentón en cubos
- Corta el aguacate y agrega jugo de limón
- Arma el tarro de ensalada en el siguiente orden: empezando en el fondo con el aderezo
  - Capa de pollo
  - Pimentón y cebolla
  - Aguacate
  - Espinacas
  - Frutos secos
  - Listo. Tapa bien el tarro

Info. Nutricional

Porción: 1 tarro

Cal 462	Grasa 24,10 g	Carb 27,31 g	Proteínas 34,14 g

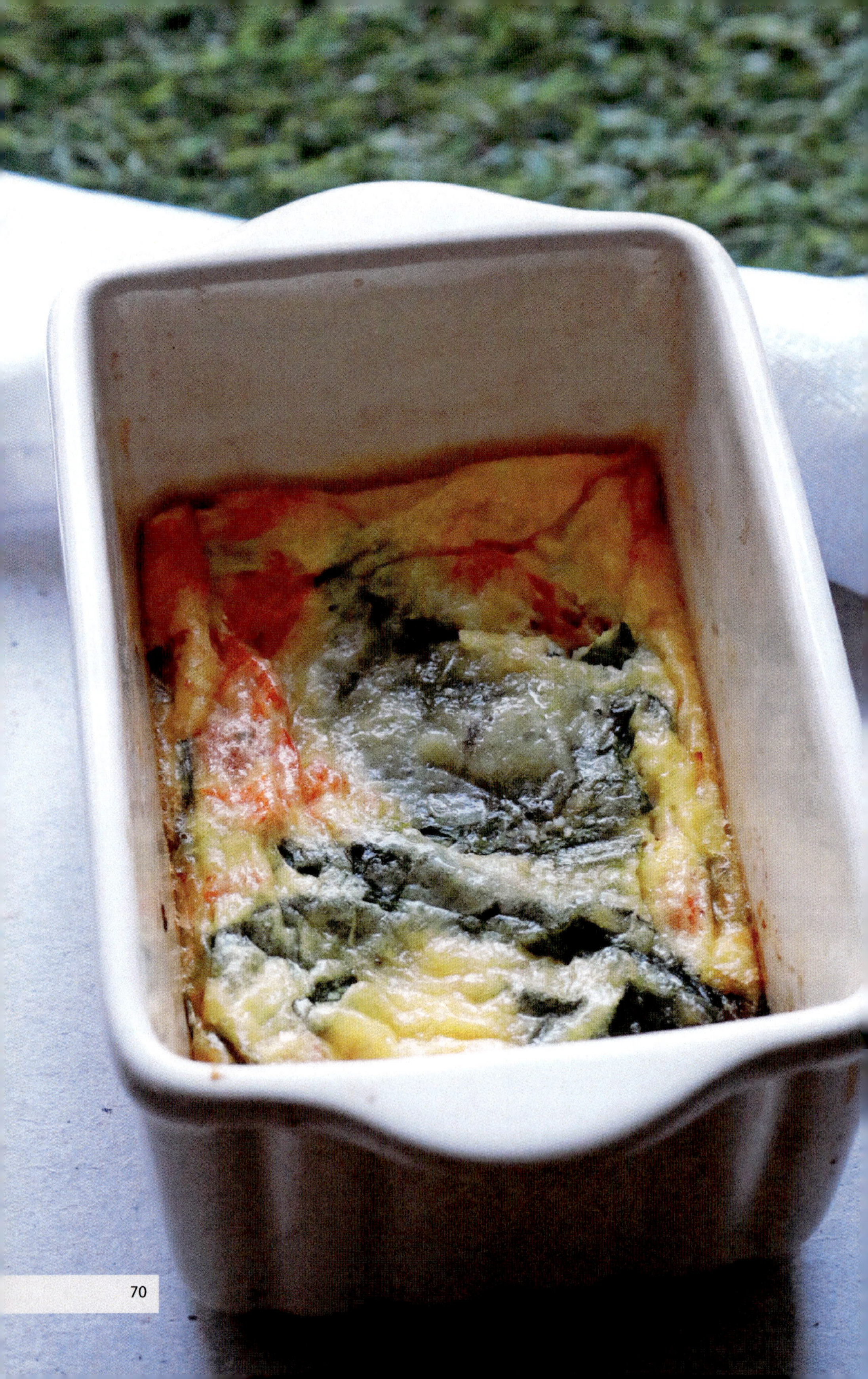

Omelet
DE VEGETALES

3 Porciones | Requiere refrigeración | 5 min Tiempo de preparación | 20 min Cocción

INGREDIENTES

Proteínas

- 3 huevos
- 2 cdas de queso parmesano

Carbohidratos

- ¼ de pimentón
- 1 tomate
- ¼ cebolla
- 1 tallo de cebollin
- 2 tazas de espinacas

Condimento y grasas

- 1 cda de ajo en polvo
- Pizca de sal
- Pizca de pimienta
- 1 cdta de aceite de oliva o ghee

Info. Nutricional

Porción: 1

Cal	239
Grasa	15,76 g
Carb	9,60 g
Proteínas	14,74 g

PREPARACIÓN

- Bate los huevos
- Corta los vegetales en cubos

Cocinar en la sartén:

- Calienta la sartén y agrega el aceite
- Sofríe la cebolla y luego agrega el pimentón
- Coloca la llama a fuego lento y remueve mientras sofríes
- Cuando la cebolla se haya cristalizado, agrega los huevos batidos
- Agrega la espinaca picada
- Condimenta con sal, pimienta, ajo y queso parmesano
- Cuando el huevo se haya cocido, dobla por los dos extremos hacia el centro
- Voltea y cocina por 1 minuto
- Sirve y espolvorea con cebollín

Cocinar al horno:

- Mezcla los vegetales y los huevos en un bol
- Vierte la mezcla en un recipiente o molde para hornear. Puede ser de muffins si los deseas individuales
- Espolvorea el queso parmesano y el cebollín
- Hornea a 180°C | 370°F, por aproximadamente 15 o 20 minutos

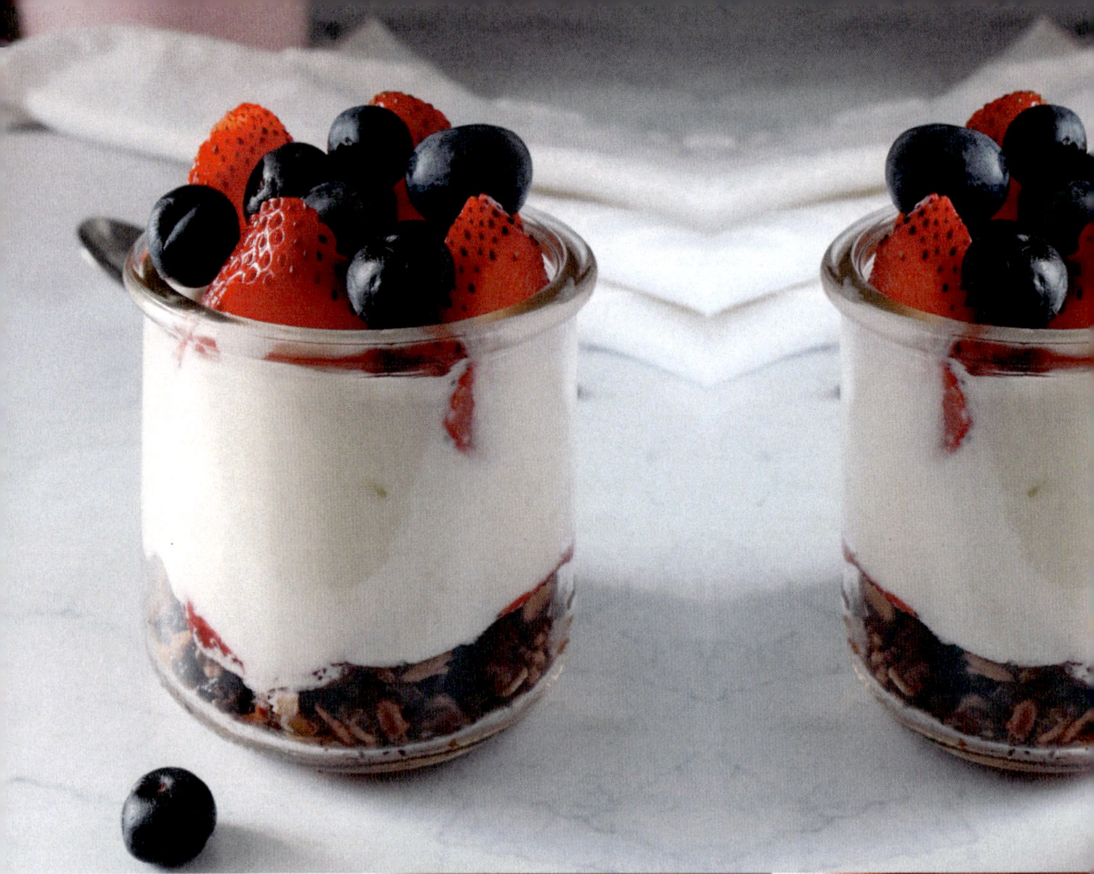

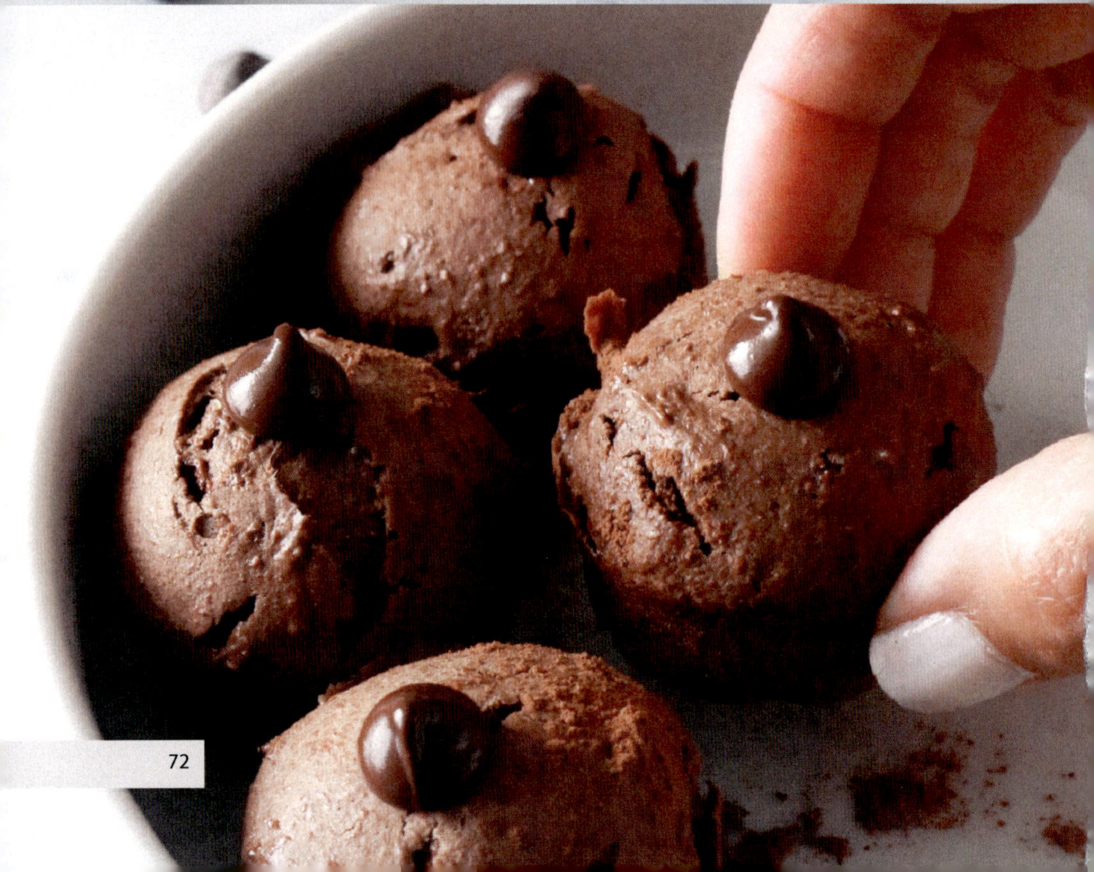

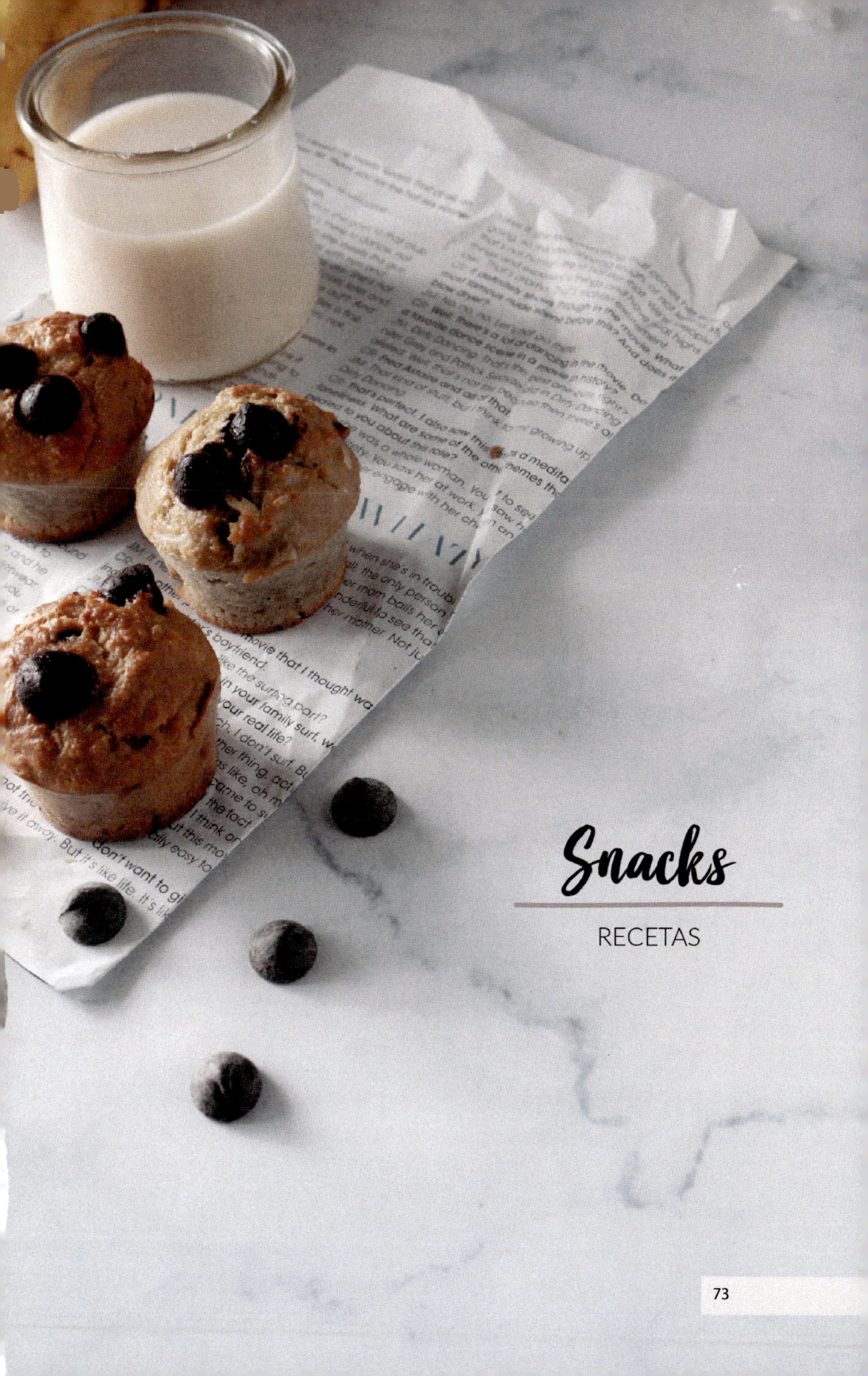

Snacks

RECETAS

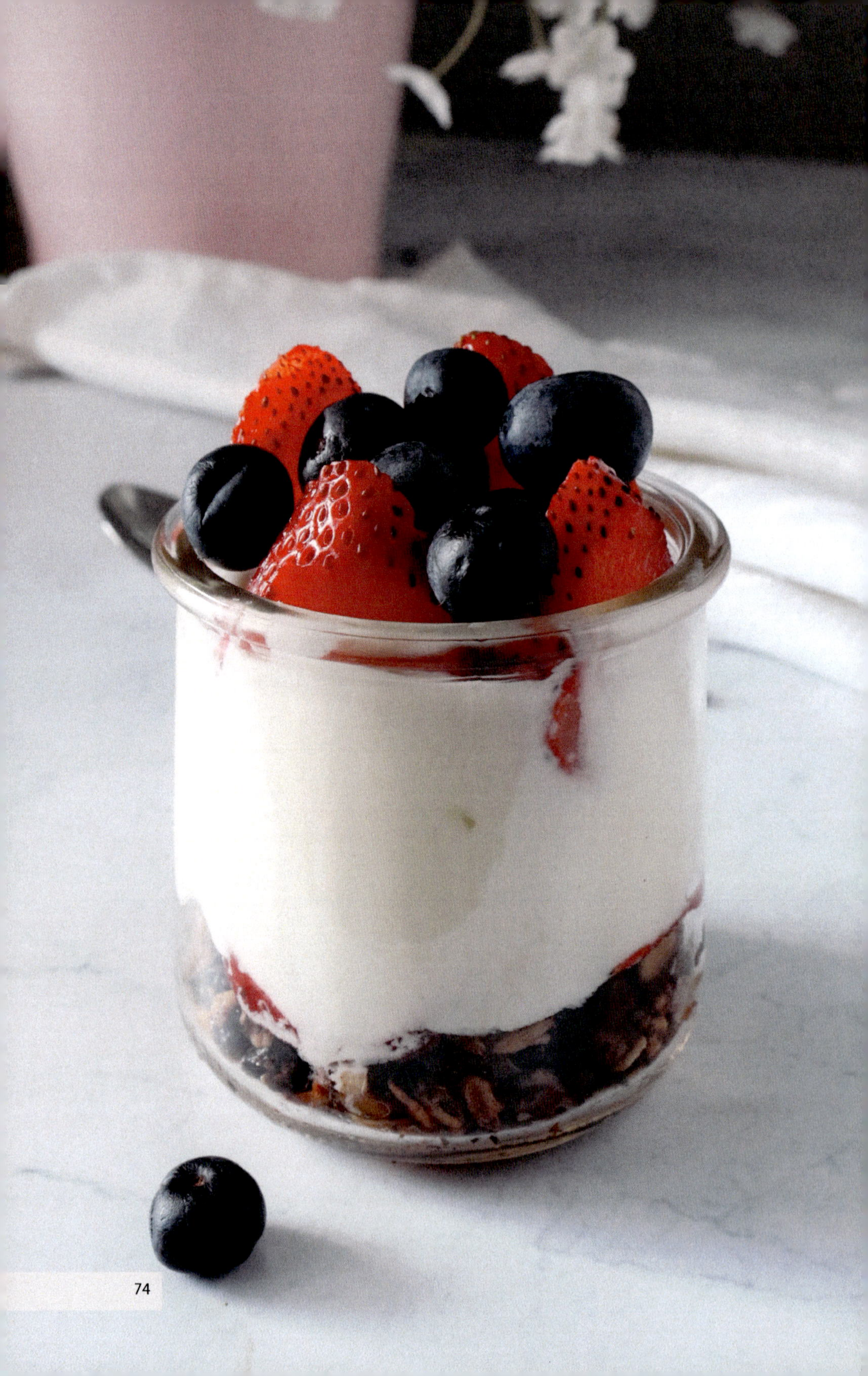

Yogur
PUDÍN

1 Porción | Requiere refrigeración | 5 min Tiempo de preparación | 0 min Cocción

INGREDIENTES

Proteína

- ½ taza de yogur griego

Carbohidratos

- 1 banana o ½ taza de fresas
- 1 cdta de endulzante (stevia)

Grasas

- 5 almendras

Opcional para agregar sabores distintos

- 1 cda de cacao
- 1 cdta de esencia de vainilla
- 1 cdta de canela
- Ralladura de piel de limón
- 2 cdas de café espresso
- 1 cda de rosa de jamaica concentrada
- 3 cdas de puré de banana

PREPARACIÓN

- Mezcla el yogur y el endulzante
- Agrega las almendras trituradas
- Agrega la fruta picada como topping

Info. Nutricional

Porción: 1 sin incluir ingredientes opcionales

Cal **332**	Grasa **14,58 g**	Carb **42,48 g**	Proteínas **7,81 g**

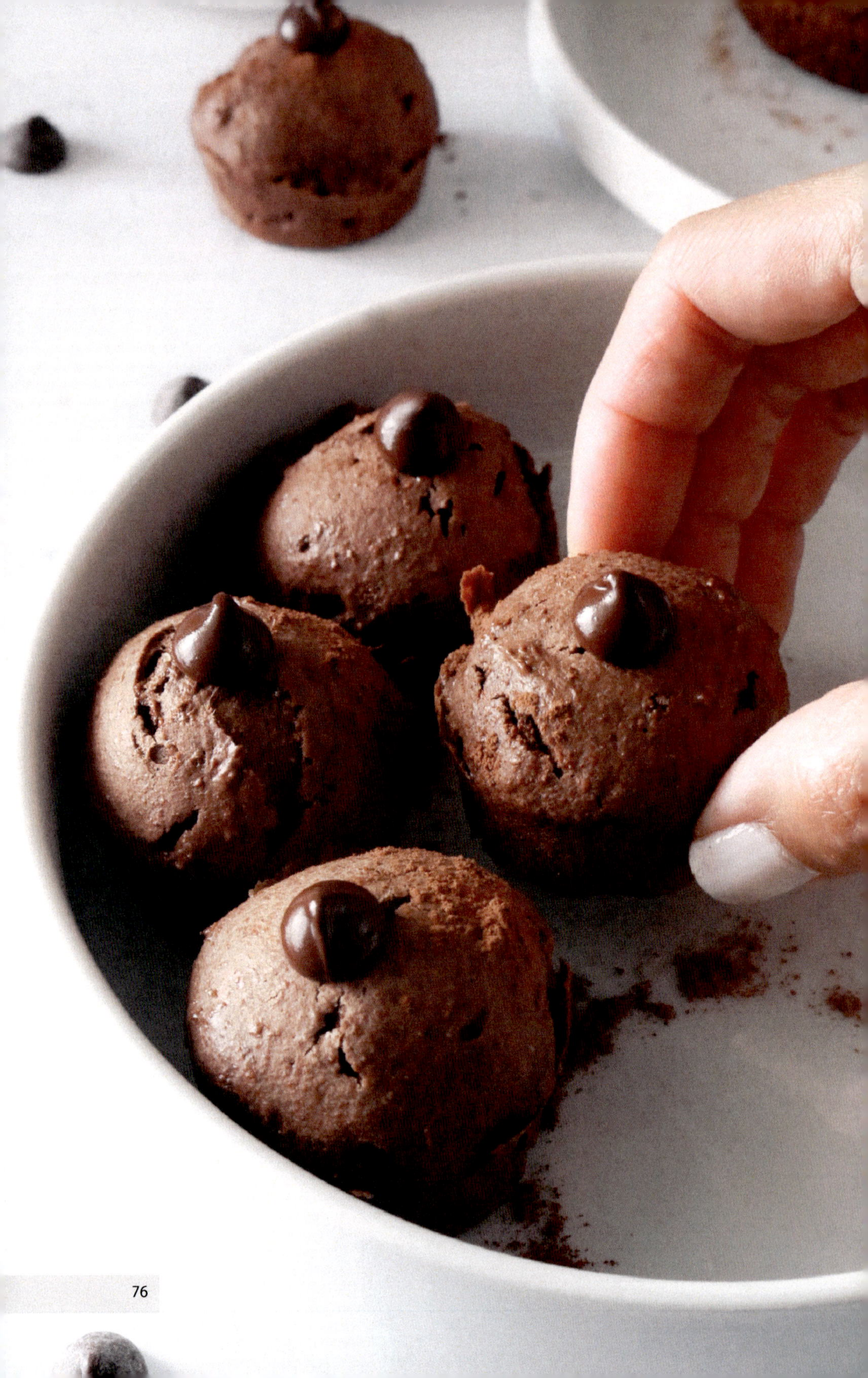

Muffins DE CHOCOLATE

8 Porciones | Requiere refrigeración | 5 min Tiempo de preparación | 20 min Cocción

INGREDIENTES

Proteína

- 1 huevo

Carbohidratos

- ¼ taza de harina de avena
- ¼ cdta de polvo para hornear
- 1 banana
- 1 cda de cacao en polvo
- 1 cda de endulzante
- Pizca de sal

Grasas

- 1 cdta de aceite de coco

Opcional para chispas

- 4 chips de chocolate
- 3 nueces
- 6 pasas
- 1 fresa

Info. Nutricional

Porción: 2 muffins

Cal	**157,64**
Grasa	**8,11 g**
Carb	**14,35 g**
Proteínas	**6,82 g**

PREPARACIÓN

- Tritura la banana hasta hacer puré
- Agrega el huevo, el aceite de coco y mezcla
- Agrega la pizca de sal, el endulzante y volvemos a mezclar todo muy bien
- Aparte, mezcla en un recipiente la harina de avena, el polvo de hornear y el cacao
- Una vez todo bien integrado, incorpora la mezcla de harinas a la taza con el puré, sin llenarla del todo (solo un poquito más de la mitad)
- Agrega las chispas de chocolate, nueces y pasas y mezcla levemente

Cocinando en microondas

- Cocina en el microondas durante 1 minuto y 40 segundos aproximadamente. Comprueba con un palillo que esté cocido en el interior. Si no es así, continúa cocinando a intervalos de 10 segundos hasta que esté listo.

Cocinando en el horno

- Vierte la mezcla en un recipiente o molde para hornear, puede ser de muffins si los deseas individuales
- Hornea a 180°C | 370°F por aproximadamente 15 a 20 minutos

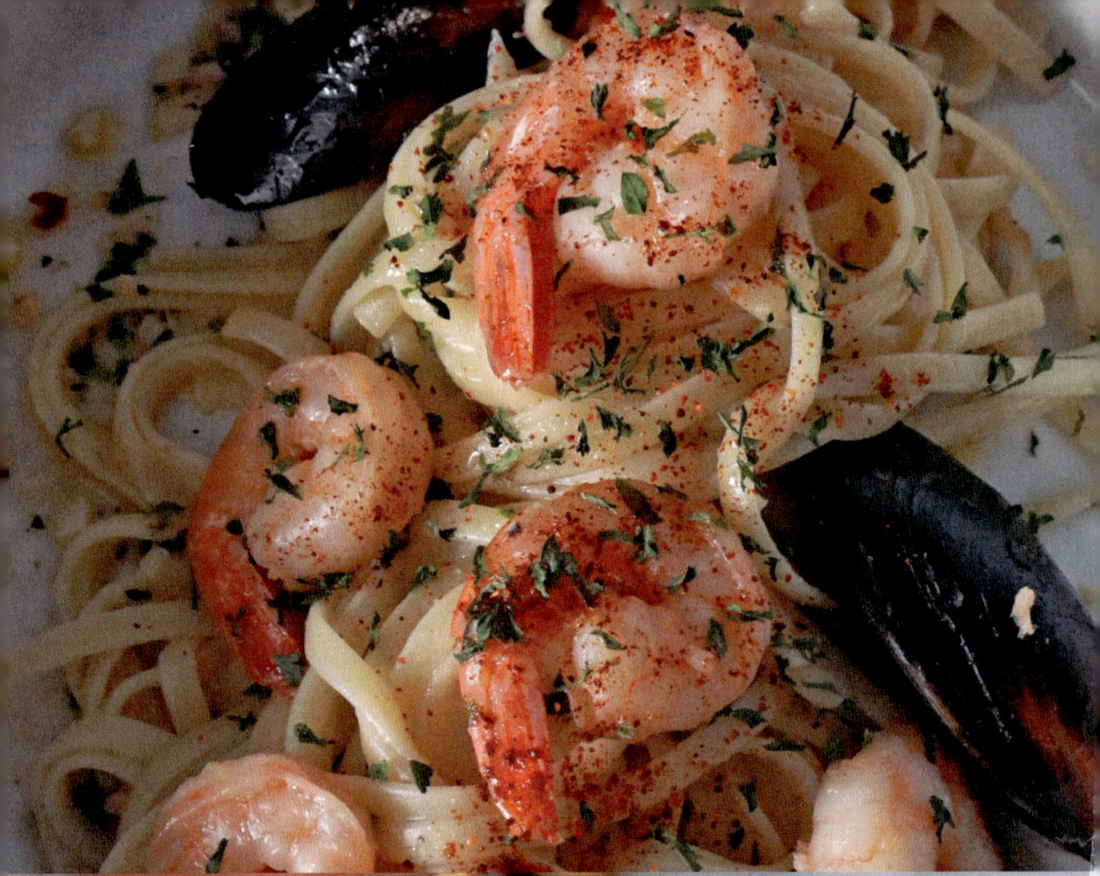

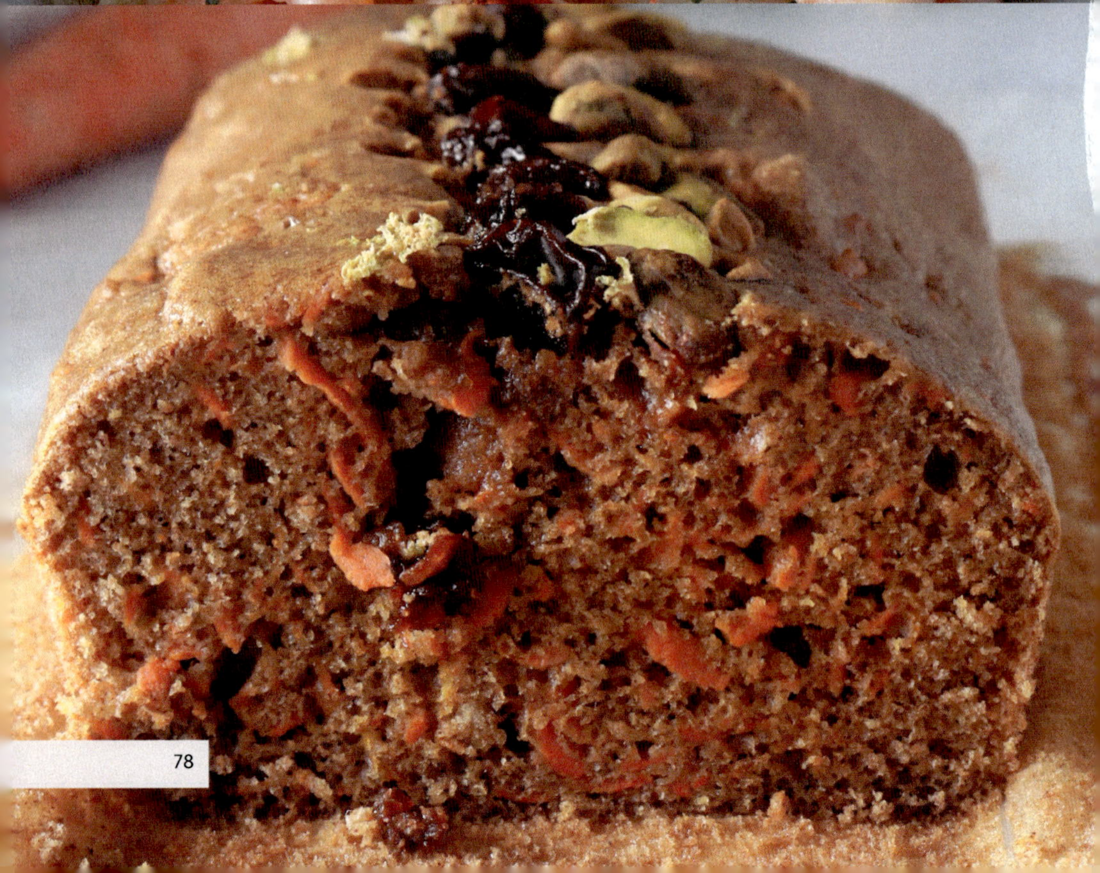

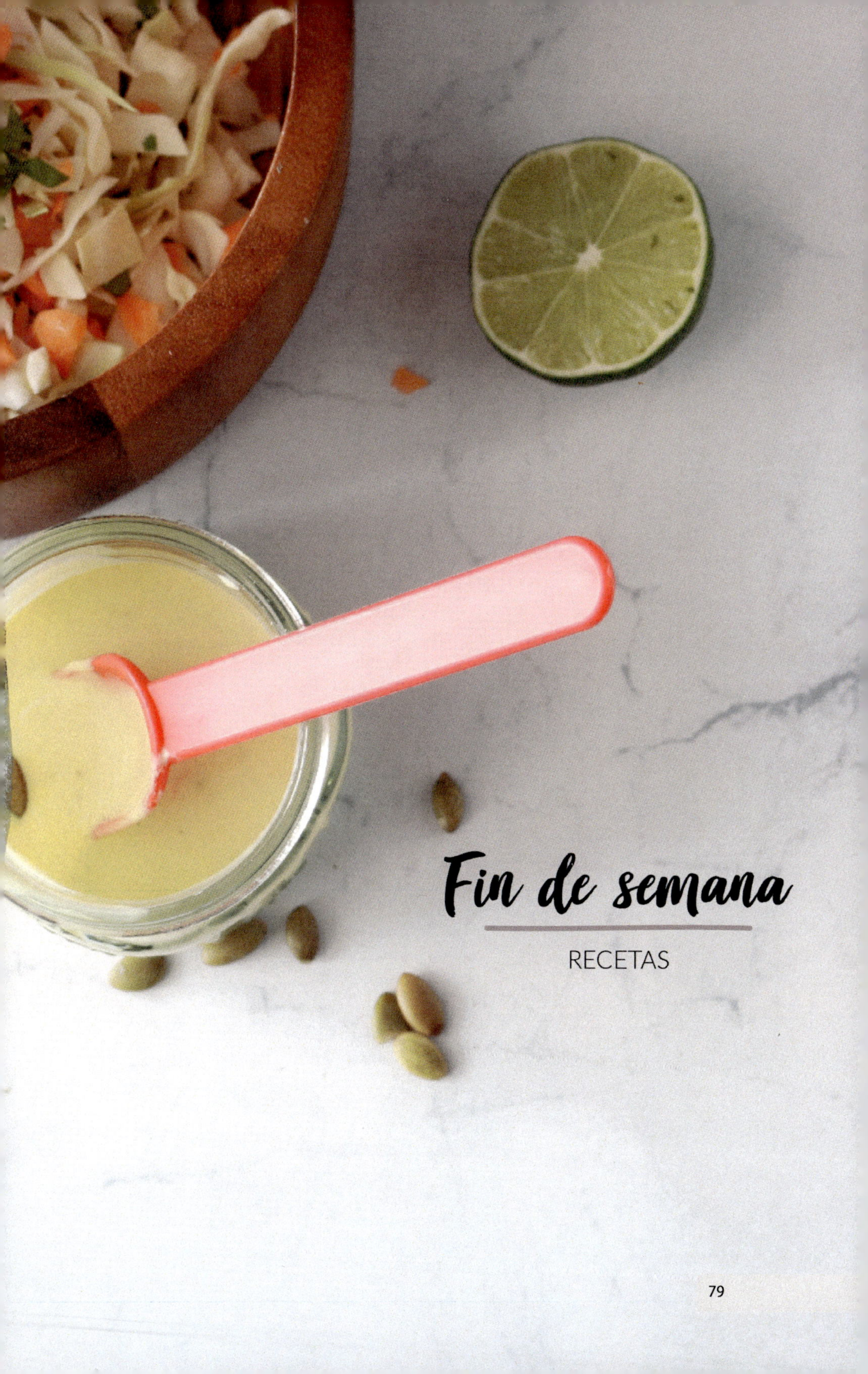

Fin de semana

RECETAS

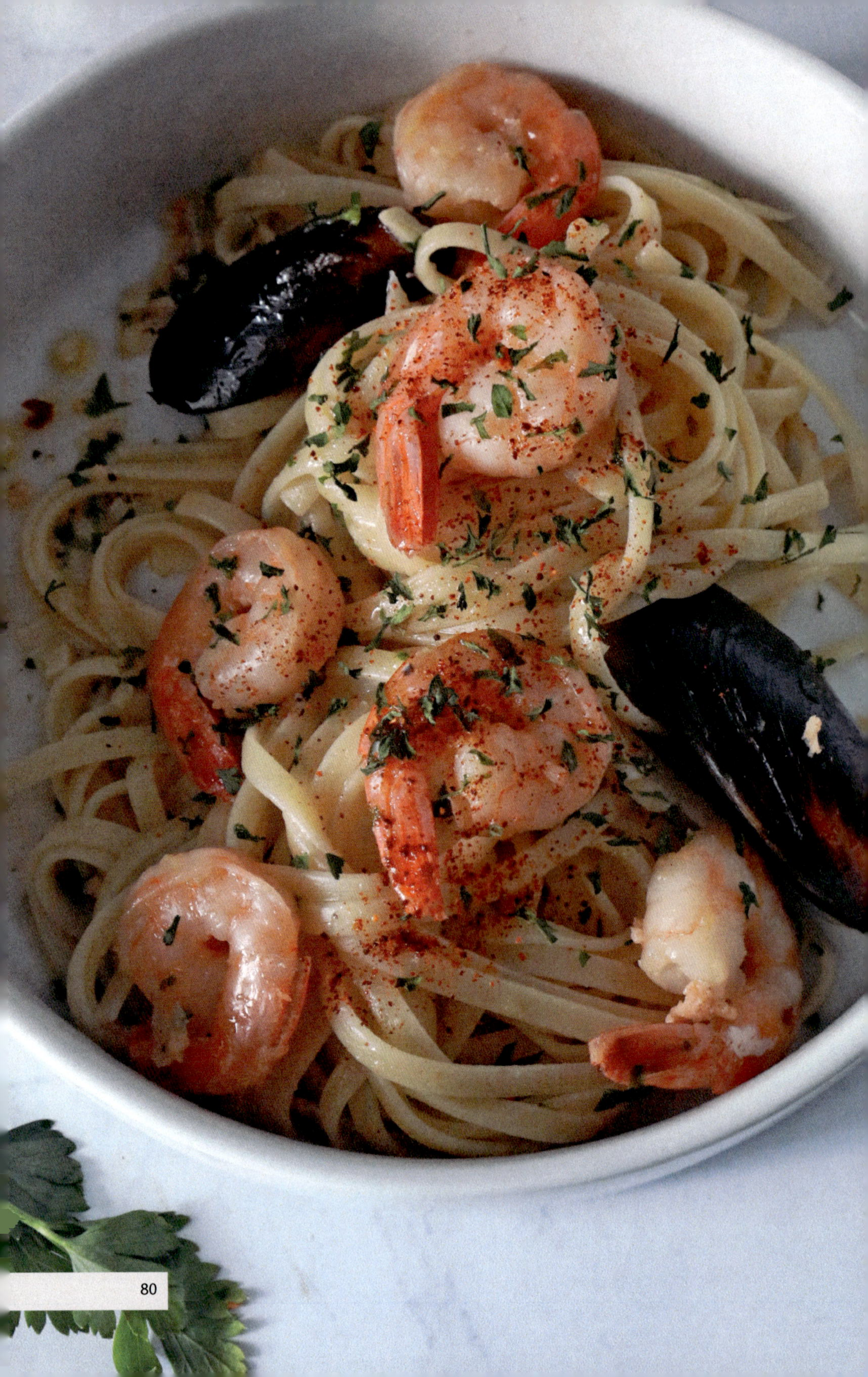

Pasta
CON CAMARONES

2 Porciones | Requiere refrigeración | 10 min Tiempo de preparación | 25 min Cocción

INGREDIENTES

Proteína

- 200 gr de camarones

Carbohidratos

- 200 gr de pasta linguini
- 1 taza de champiñones
- 1 taza de vino blanco

Grasa

- 3 cdas de aceite de oliva
- 1 cda de mantequilla

Condimentos

- 6 dientes de ajo
- 1 hoja de laurel
- Ajo en polvo
- sal y pimienta al gusto
- 1 manojo de perejil (2 cdas)
- 1 limón

Opcional

- 1 cdta de peperoncino (si te gusta picante)
- 4 cdas de perejil

PREPARACIÓN

- Limpia bien los camarones y condiméntalos
- En una sartén cocina a fuego lento la mantequilla con el ajo
- Agrega los champiñones y sofríe. Luego retira
- En una olla coloca aceite de oliva, agrega los camarones y cocina hasta que empiecen a cambiar su color a rojo
- Agrega el vino blanco, sal y pimienta
- Agrega el peperoncino, debe quedar bastante líquida.
- En una olla grande vierte ¾ partes de agua y pon a hervir
- Cuando hierva, cocina la pasta como indica el empaque
- Cuando esté al dente cuela y agrega los champiñones, los camarones y la mitad del líquido de su cocción
- Sirve las porciones, baña con más líquido y espolvorea con abundante perejil.

Info. Nutricional

Porción: 1

Cal	Grasa	Carb	Proteínas
653	24,21 g	66,71 g	42,23 g

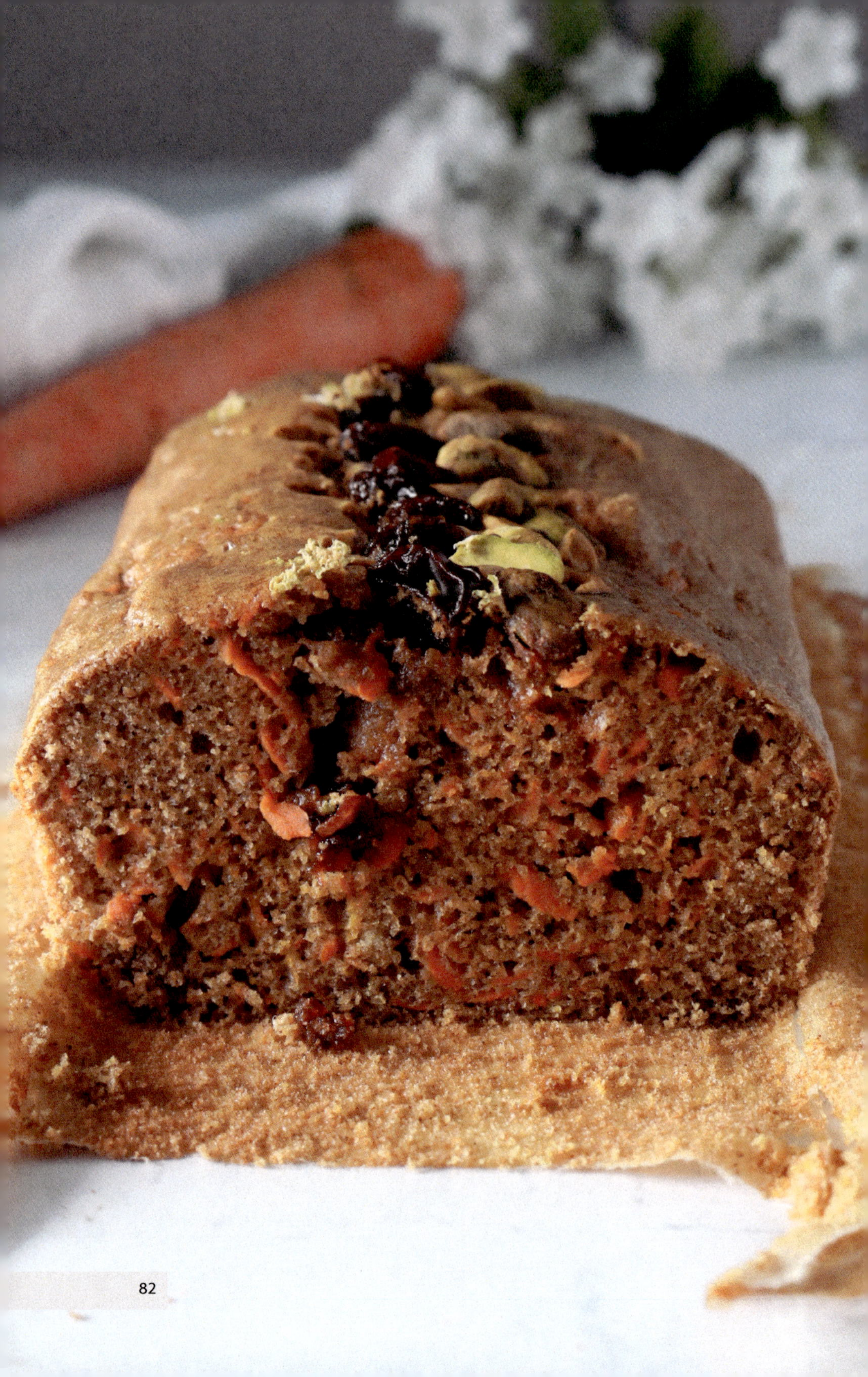

Torta
DE ZANAHORIA

12 Porciones | Requiere refrigeración | 10 min Tiempo de preparación | 40 min Cocción

INGREDIENTES

Proteína

- 3 huevos

Carbohidratos

- 1 taza de zanahoria
- 2 cdas de canela
- 1 cdta de vainilla
- 1 cdta polvo para hornear
- ¼ taza de pasas
- 2 tazas de harina de trigo integral o avena
- 1/2 taza de endulzante monk fruit

Grasas

- ¼ taza de aceite de oliva
- ¼ taza de nueces

PREPARACIÓN

- Ralla las zanahorias
- En el vaso de la licuadora coloca 1/2 taza de zanahorias, los huevos, el aceite, canela y la vainilla.
- Licúa bien hasta que todo se mezcle homogéneo.
- Mezcla la harina, el endulzante y el polvo de hornear.
- Agrega los ingredientes a la mezcla de huevos.
- Agrega la zanahoria rallada, las pasas, nueces, mezcla con una espátula.
- Engrasar un molde y verter la mezcla.
- Hornea a 180°C | 375°F por aproximadamente 40 minutos o hasta que al introducir un palito este salga seco.

Info. Nutricional

Porción: 1

Cal **161,81**	Grasa **11,47 g**	Carb **10,37 g**	Proteínas **4,27 g**

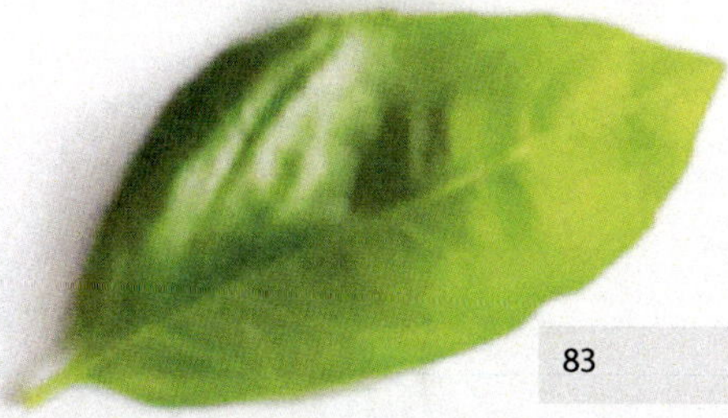

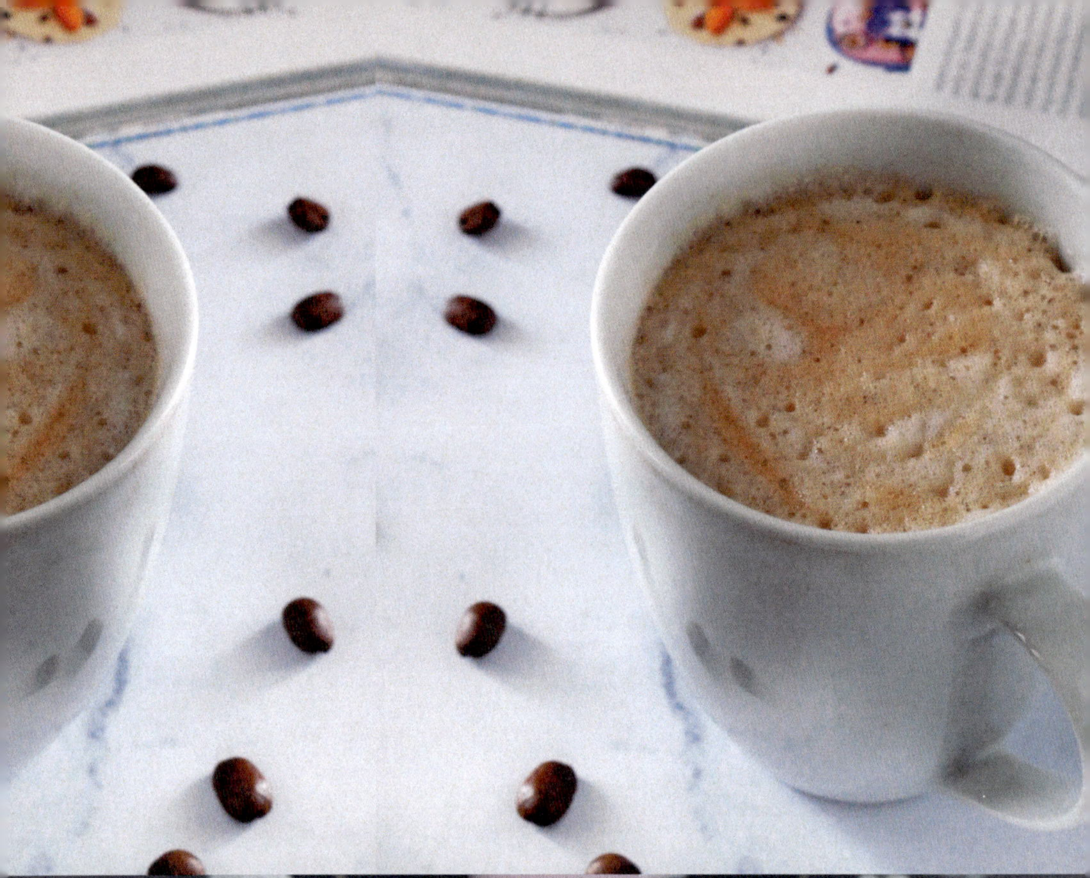

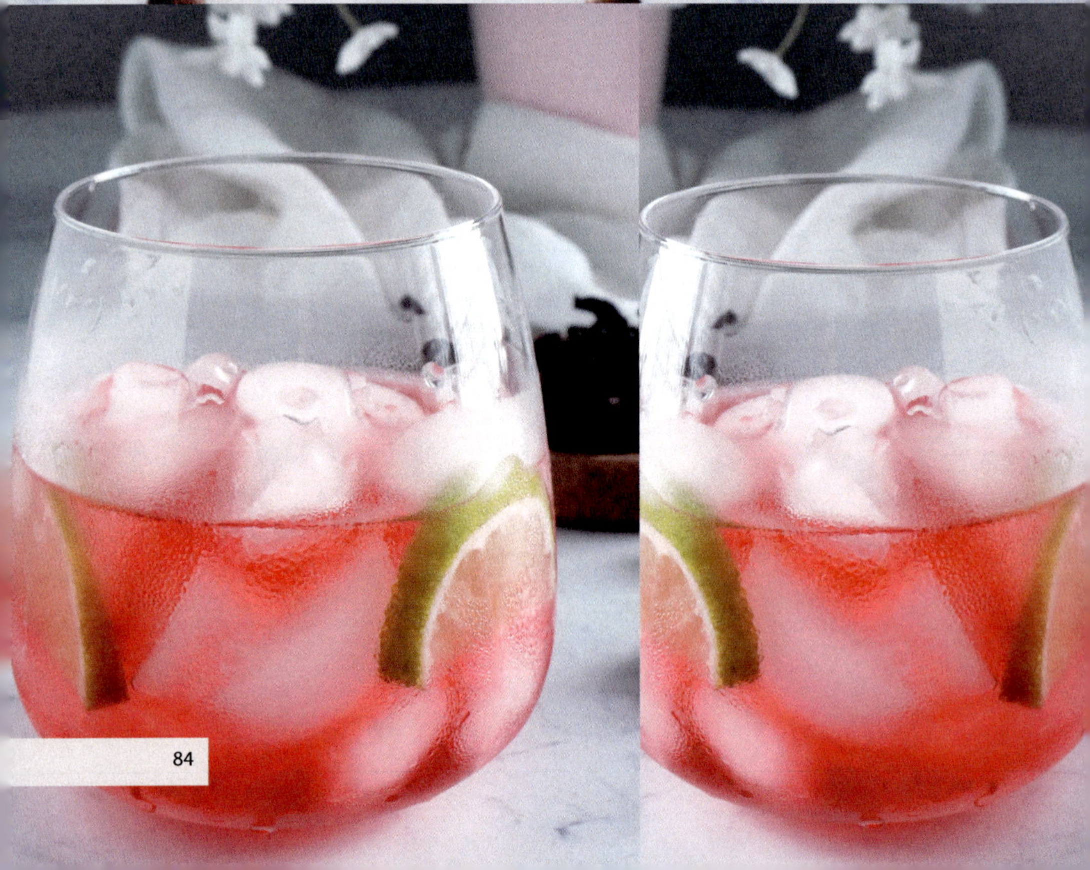

Bebidas

RECETAS

Uno de los hábitos más importantes que debes crearte es acompañar tus comidas solo con agua; de lo contrario estarías tomándote tus calorías, lo que podría resultar en un aumento de peso.

Pero si quieres tomar algo rico como merienda o para algunas ocasiones te recomiendo estas bebidas.

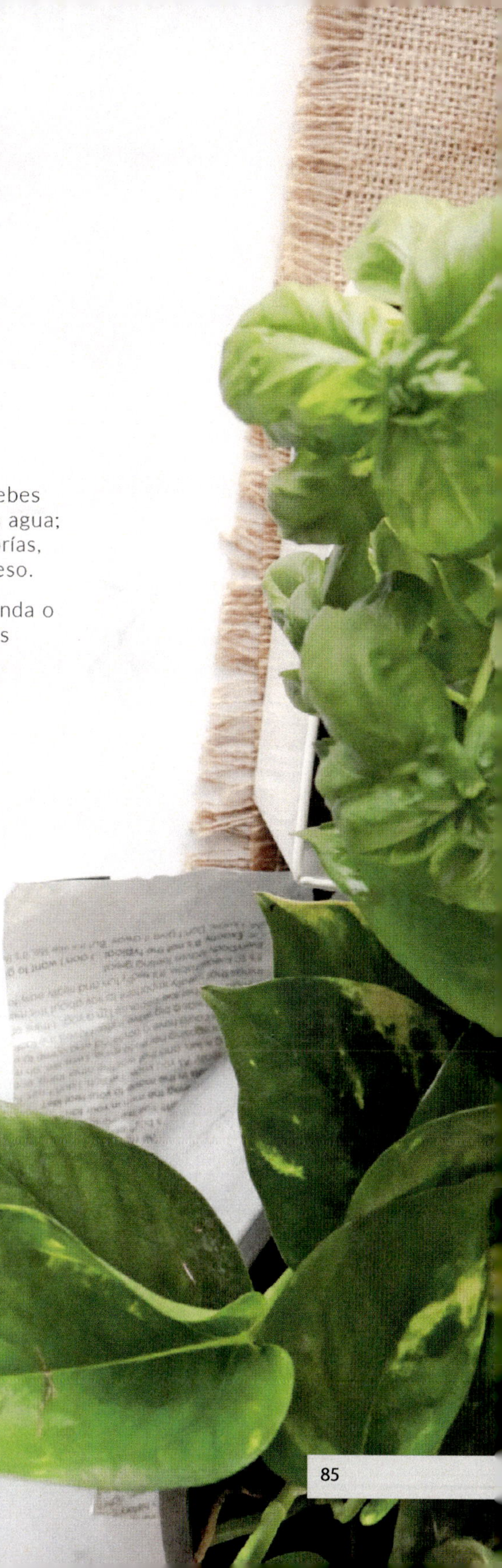

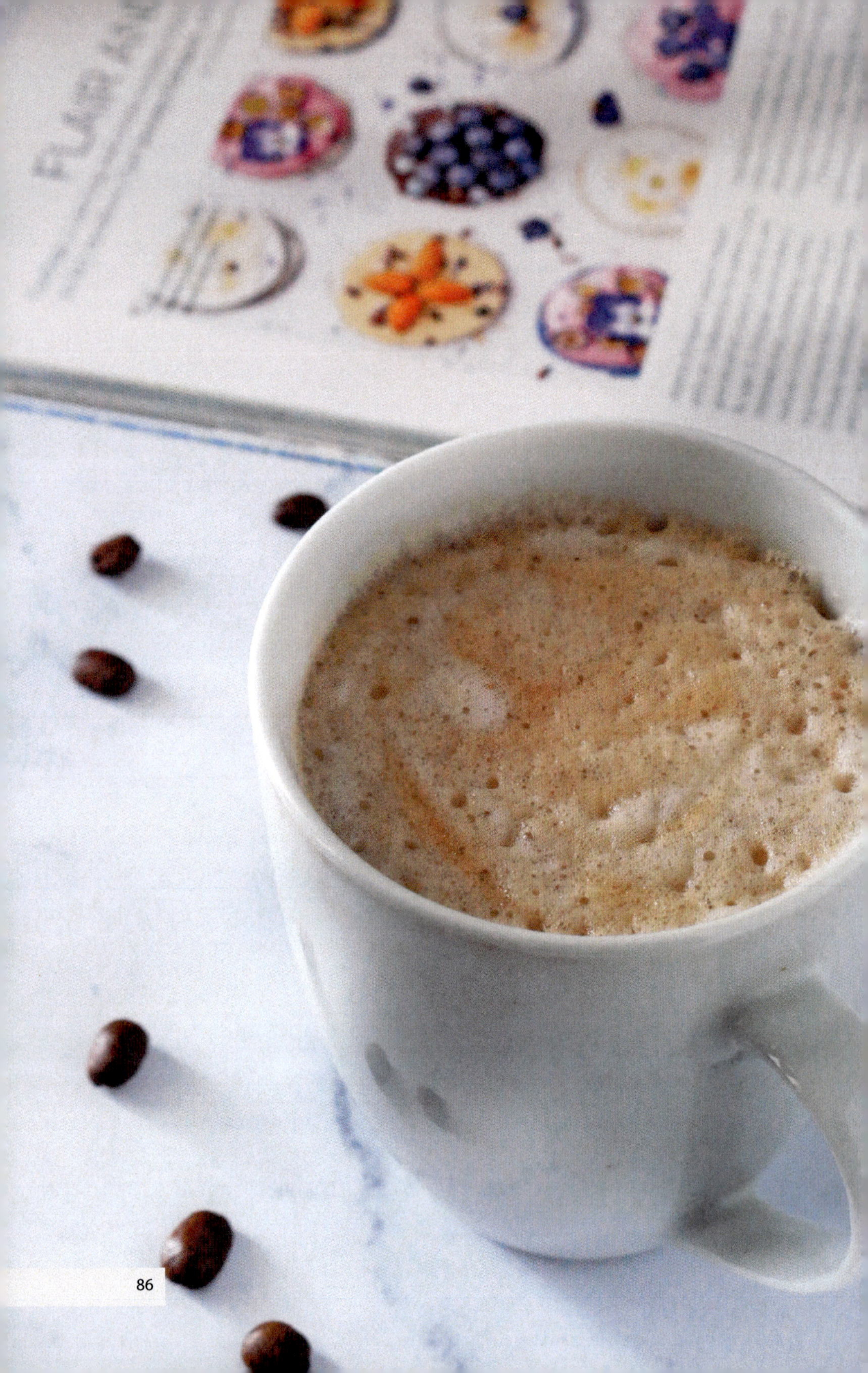

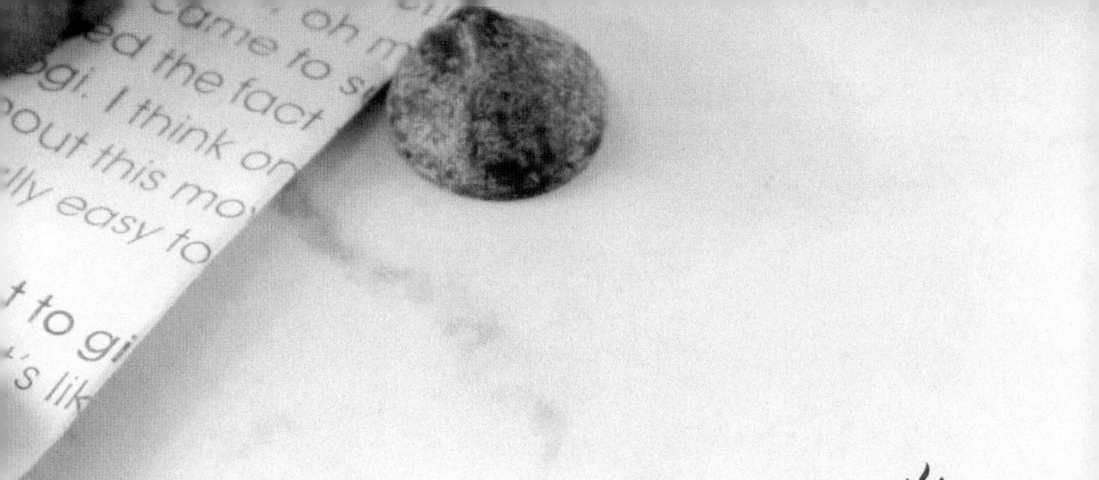

Mi café

1 Porción | Requiere refrigeración | 15 min Tiempo de preparación | 5 min Cocción

Siempre estoy buscando excusas para tomar café. Me encanta su sabor, me relaja y a la vez me activa. Lo preparo con leche de almendras y solo tomo 2 tazas de café al día, como máximo. Aquí te comparto mi receta.

INGREDIENTES

- 10 gr de café molido
- 2 tazas de agua
- ¼ taza de leche de almendras
- 1 cdta de Monk fruit

PREPARACIÓN

Mi forma favorita de prepararlo es en espresso con leche de almendras. Extraigo 30 ml de café y luego agrego leche de almendras calentada en el espumador. Endulzo con monk fruit.

Info. Nutricional

Porción: 1 taza

Cal **18**	Grasa **0,89 g**	Carb **2,35 g**	Proteínas **0,37 g**

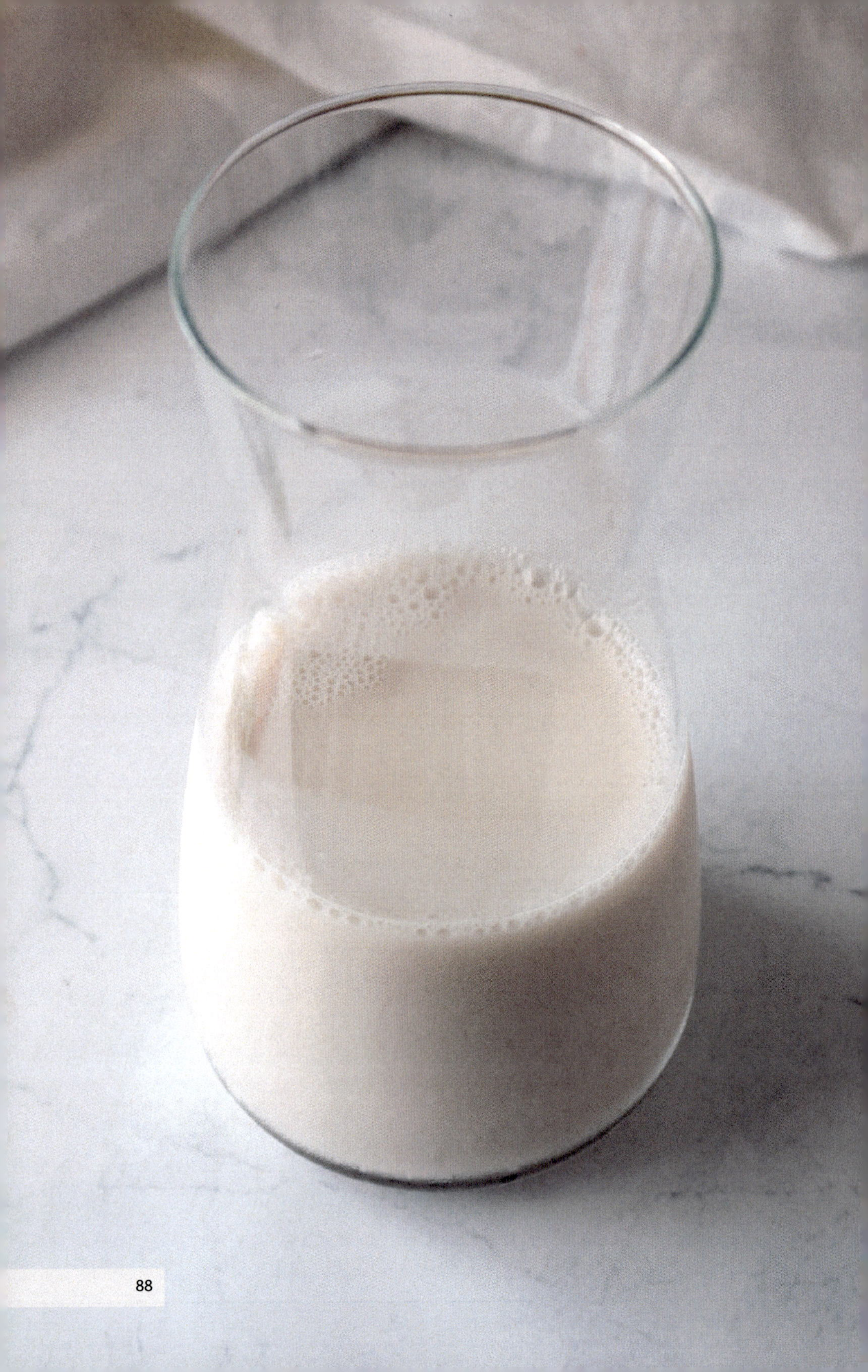

Leche DE ALMENDRAS

1 Litro | Requiere refrigeración | 10 min Tiempo de preparación | 0 min Cocción

Si quieres hacerla en casa es muy fácil.

INGREDIENTES

- 1 litro de agua
- 1 taza de almendras

LILYTIPS

Si quieres saborizarla puedes agregarle un toque de canela, esencia de vainilla o endulzante.

PREPARACIÓN

- Remoja las almendras en agua 8 horas antes
- Escurre el agua y retira la piel que cubre las almendras
- Colócalas en la licuadora junto con el litro de agua fresca
- Licúa bien
- Pasa el líquido por un colador de tela. ¡Listo, ya tienes lecha fresca de almendras!

Info. Nutricional

Porción: 1 taza

Cal **116**	Grasa **9,3 g**	Carb **4,1 g**	Proteínas **3,9 g**

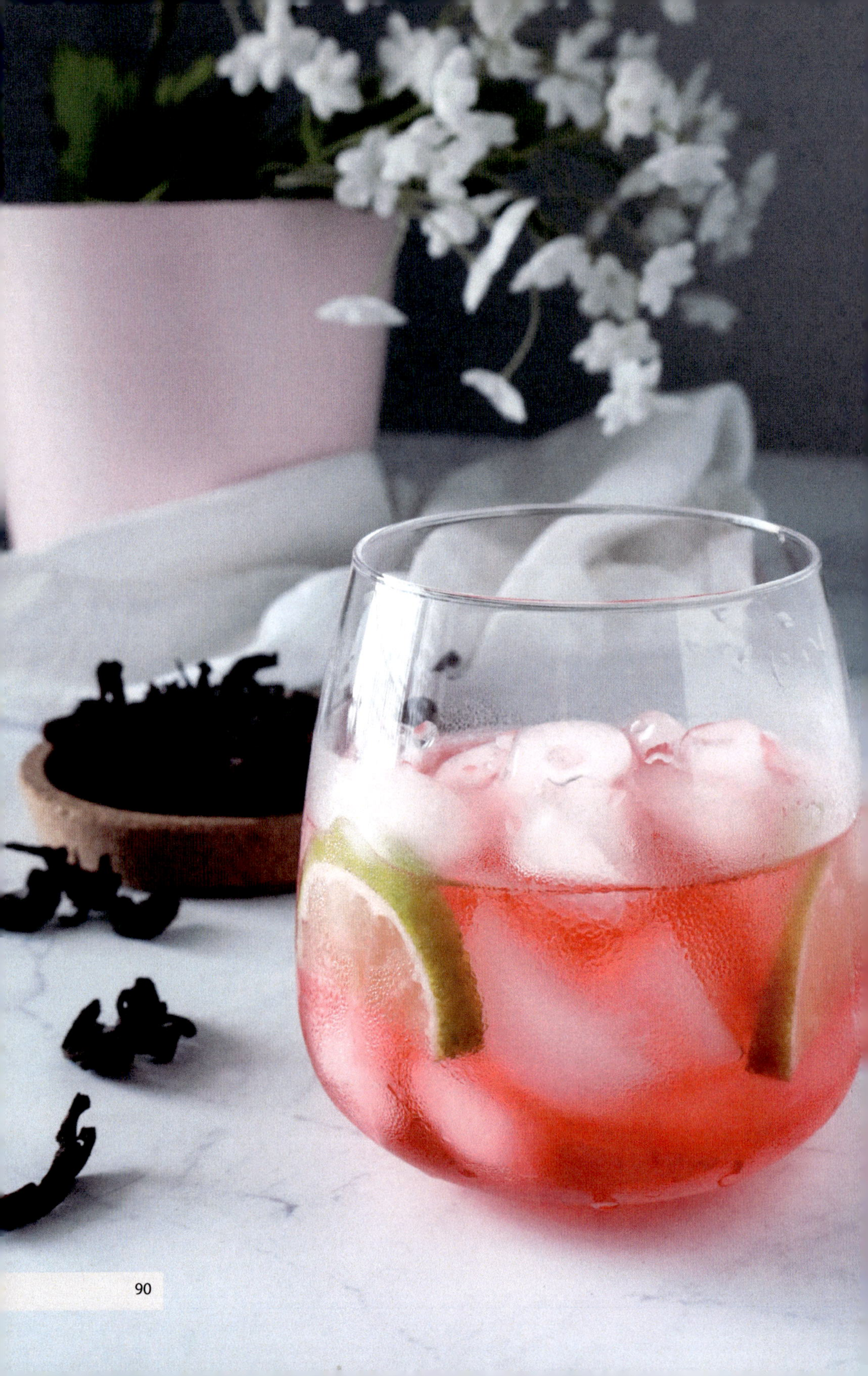

Bebida de
FLOR DE JAMAICA

1		5 min	2 min
Litro	*Requiere refrigeración*	*Tiempo de preparación*	*Cocción*

Si quieres hacerla en casa es muy fácil.

INGREDIENTES

- 1 litro de agua fría
- 1 taza de agua caliente
- 3 cdas de flores enteras de Rosa de jamaica
- Jugo de 2 limones
- Endulzante al gusto
- Hielo al gusto

PREPARACIÓN

- Calienta 1 taza de agua y agrega las flores, deja reposar por 2 minutos
- Cuela
- Coloca en una jarra el litro de agua fría y verter la infusión de flor de jamaica
- Agrega el jugo de limón y el endulzante
- Mezcla bien y agrega el hielo

Info. Nutricional

Porción: 1 lt

Cal **7,5**	Grasa **0 g**	Carb **7,2 g**	Proteínas **0,2 g**

Golden Milk

O LECHE DORADA

1 Litro | Requiere refrigeración | 5 min Tiempo de preparación | 2 min Cocción

Mi bebida anti-envejecimiento, que también me ayuda a conciliar el sueño. Para mí es un ritual tomarla antes de ir a la cama

INGREDIENTES

- ½ taza de leche de almendras
- 1 cdta de cúrcuma
- ½ cda de canela
- 1 pedacito de jengibre picado
- Pizca de pimienta cayena

PREPARACIÓN

- Calienta la leche en una olla. A mí me gusta hacerlo en mi espumador para que quede espumosa
- Agrega uno a uno los ingredientes y mézclalos con un batidor
- ¡Sirve y disfruta!

Info. Nutricional

Porción: 1/2 taza

Cal **35**	Grasa **2,07 g**	Carb **13,64 g**	Proteínas **4,04 g**

Limonada
DE YERBABUENA

1 *Litro* | *Requiere refrigeración* | 5 min *Tiempo de preparación* | 0 min *Cocción*

Es una de mis recetas favoritas para un día de playa.

INGREDIENTES

- Jugo de 5 limones
- 1 litro de agua
- 10 hojas de yerbabuena
- 1 vaso con hielo
- 2 cdas de monk fruit (opcional)

PREPARACIÓN

- Coloca el agua, el jugo y la yerbabuena en una jarra o en la licuadora
- Agrega el endulzante y el hielo
- Procesa
- Sirve decorando con una hoja de yerbabuena y una ruedita de limón

Info. Nutricional

Porción: 1 taza

Cal **25**	Grasa **0,17 g**	Carb **5,43 g**	Proteínas **0,64 g**

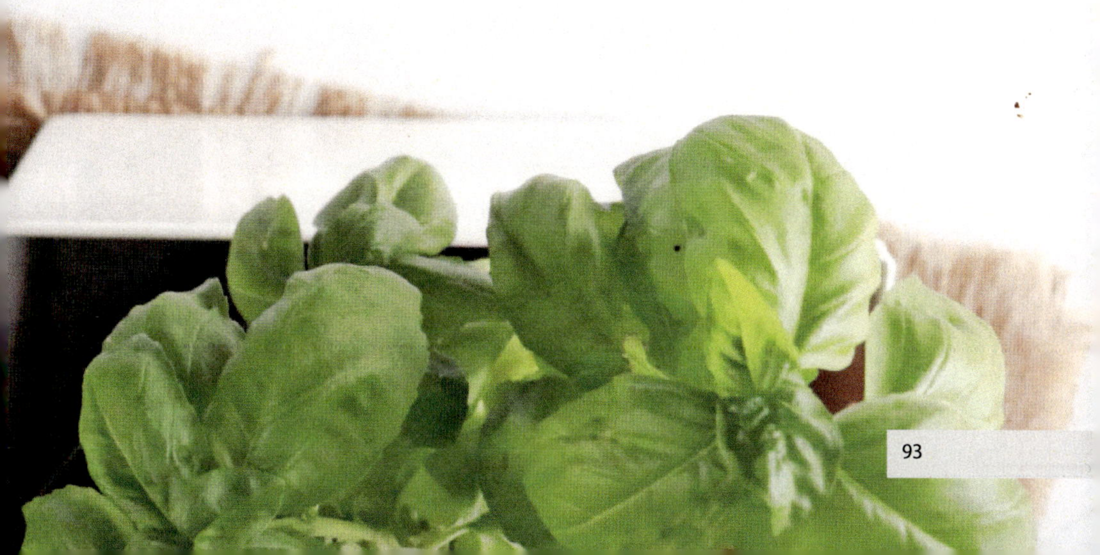

Sustituciones

Sé que algunas personas pueden tener reacciones alérgicas a los alimentos del menú, por eso quiero darte una lista de sustituciones para que puedas disfrutar tus comidas sin preocupaciones.

SUSTITUTO ANIMAL	
Alimento	**Sustituto**
Pollo mechado	Carne mechada y pescado blanco mechado.
Camarones	Pescado blanco, pollo.

SUSTITUTO VEGETAL	
Alimento	**Sustituto**
Pollo mechado	Garbanzos, frijoles, lentejas, tofu.
Camarones	Garbanzos, tofu.
Huevos	Para el muffin, disuelve 1 cda de chía en 3 cdas de agua por cinco minutos hasta que forme una consistencia gelatinosa. También puedes sustituir el Huevo en muffins por puré de banana o manzana. En los desayunos de ensalada de huevos o en los huevos con espinacas: sustituye por garbanzos cocidos o lentejas.

SUSTITUTO DE LÁCTEOS	
Alimento	**Sustituto**
Sabor a queso en cremas	Levadura nutricional.
Parmesano	Frutos secos molidos como el pistacho, merey, nueces, almendras o avellanas.
Yogur griego	Yogur de coco, yogur de almendras, pudín de chía.

CARBOHIDRATOS	
Alimento	**Sustituto**
Batata	Zanahoria, calabaza, calabacín, papa.
Champiñones	Coliflor, brócoli, calabacín, espinacas.

Glosario

DE INGREDIENTES

A continuación, te comparto los nombres conocidos y en inglés para algunos ingredientes que pueden llamarse distinto según la región.

ESPAÑOL	INGLÉS
AVENA	Oatmeal
AGUACATE	Avocado
ALBAHACA	Basil
AJÍ DULCE	Sweet pepper
BATATA - Boniato, camote	Sweet potato
BRÓCOLI	Broccoli
CELERI - Apio	Celery
CÚRCUMA	Turmeric
CHAMPIÑONES	Mushrooms
CEBOLLÍN	Chives
ESTEVIA	Stevia
GHEE - Mantequilla clarificada	Ghee
JENGIBRE	Ginger
LAUREL	Laurel
MEREY - Anacardos	Cashew
MONK FRUIT o fruta del monje: endulzante "cero" calorías	Monk fruit
PASTA LINGUINE: tipo de pasta parecido al fetucchine pero más fino	Linguine
PEPERONCINO	Crushed red pepper
PIMENTÓN - Pimientos	Pepper
POLVO PARA HORNEAR	Baking soda
YOGUR GRIEGO	Greek yogurt

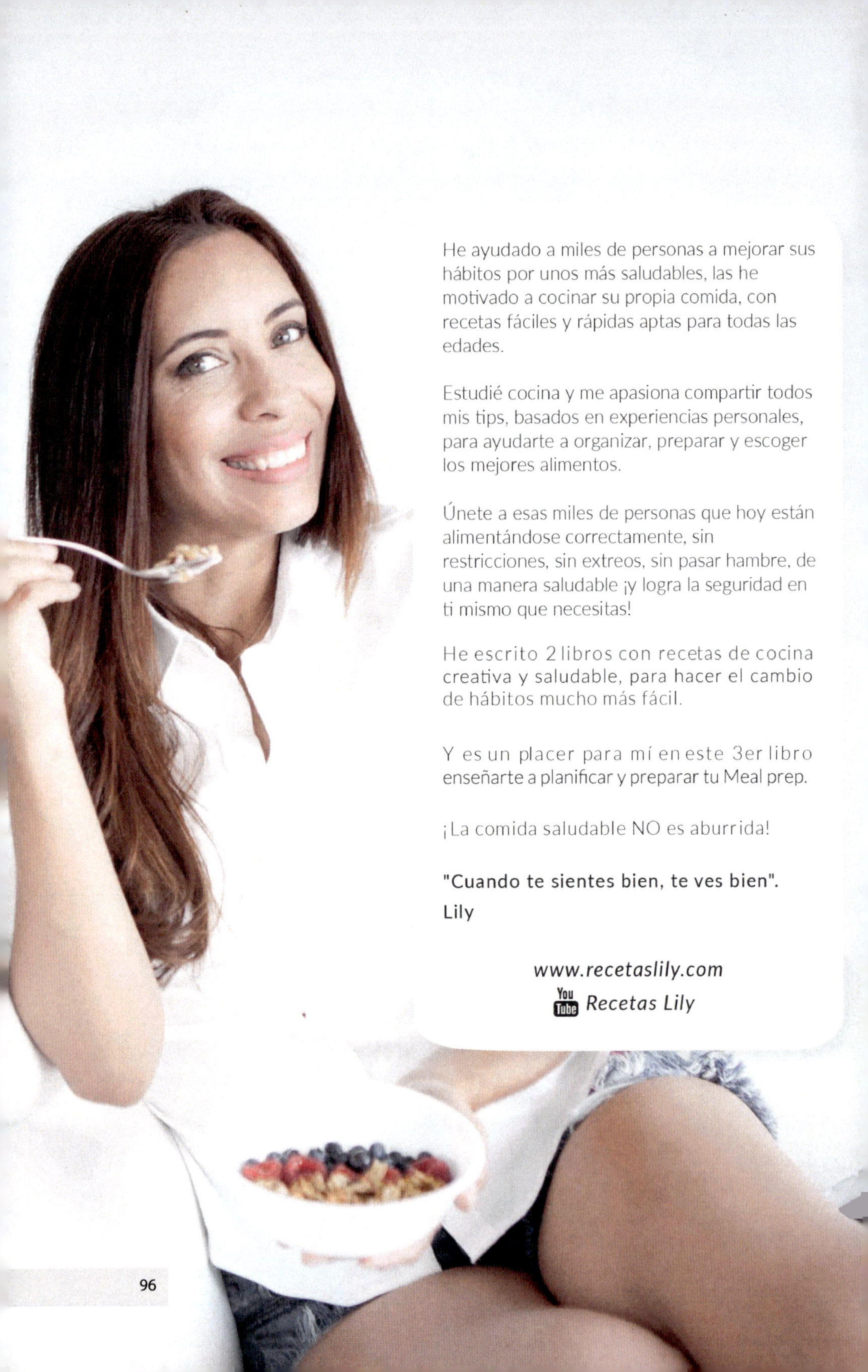

He ayudado a miles de personas a mejorar sus hábitos por unos más saludables, las he motivado a cocinar su propia comida, con recetas fáciles y rápidas aptas para todas las edades.

Estudié cocina y me apasiona compartir todos mis tips, basados en experiencias personales, para ayudarte a organizar, preparar y escoger los mejores alimentos.

Únete a esas miles de personas que hoy están alimentándose correctamente, sin restricciones, sin extreos, sin pasar hambre, de una manera saludable ¡y logra la seguridad en ti mismo que necesitas!

He escrito 2 libros con recetas de cocina creativa y saludable, para hacer el cambio de hábitos mucho más fácil.

Y es un placer para mí en este 3er libro enseñarte a planificar y preparar tu Meal prep.

¡La comida saludable NO es aburrida!

"Cuando te sientes bien, te ves bien".
Lily

www.recetaslily.com
Recetas Lily

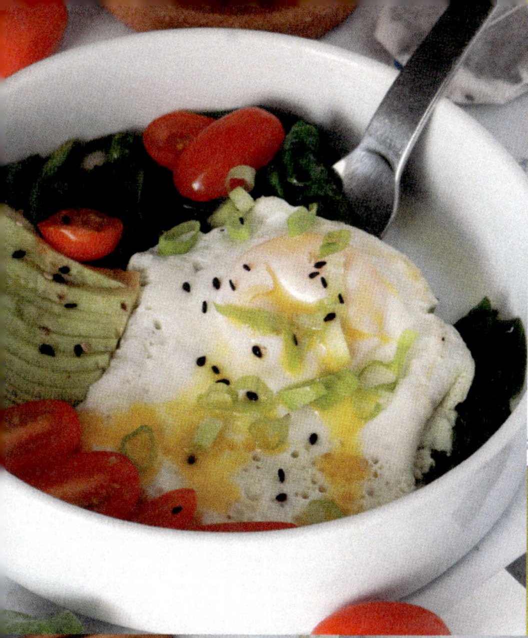
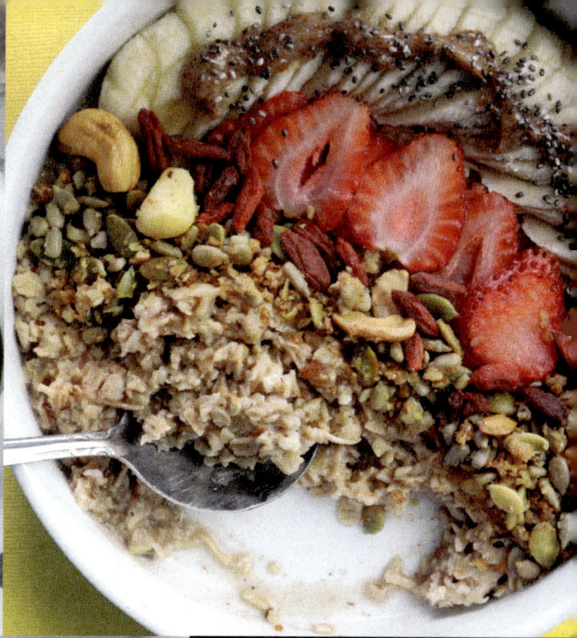
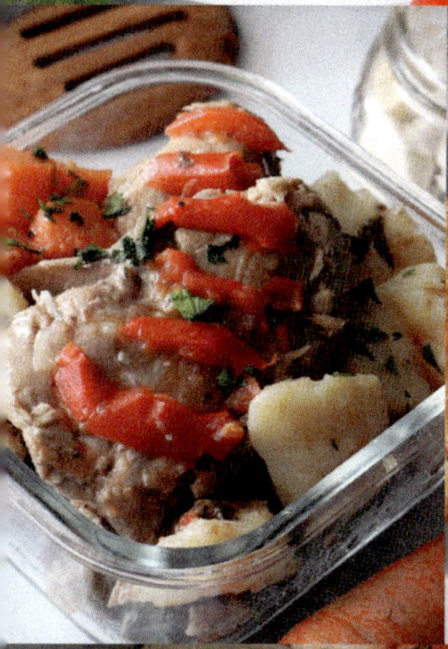
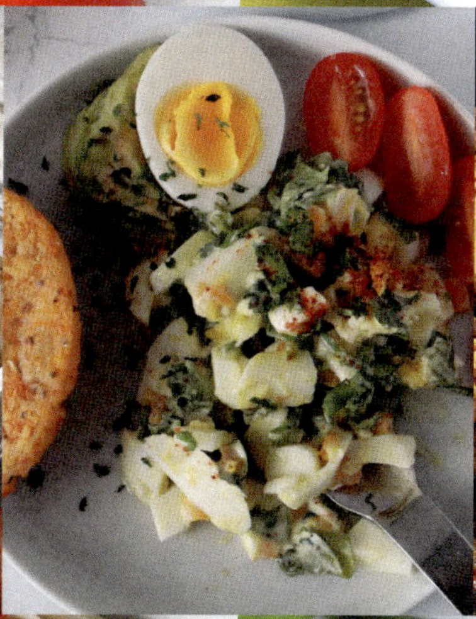
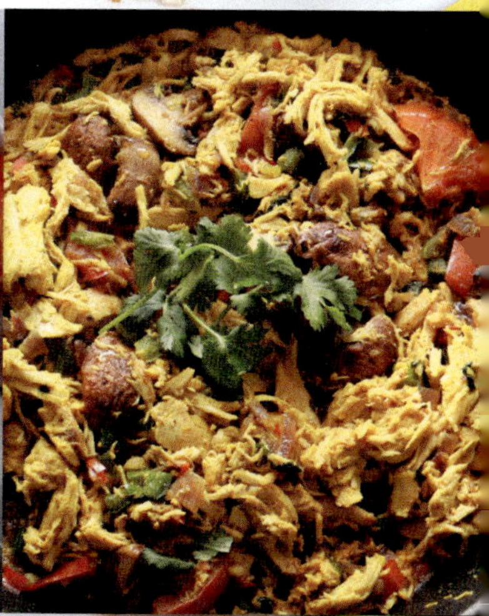
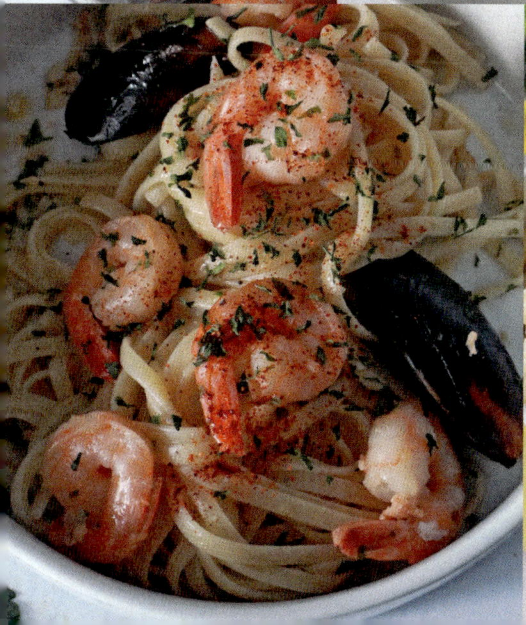
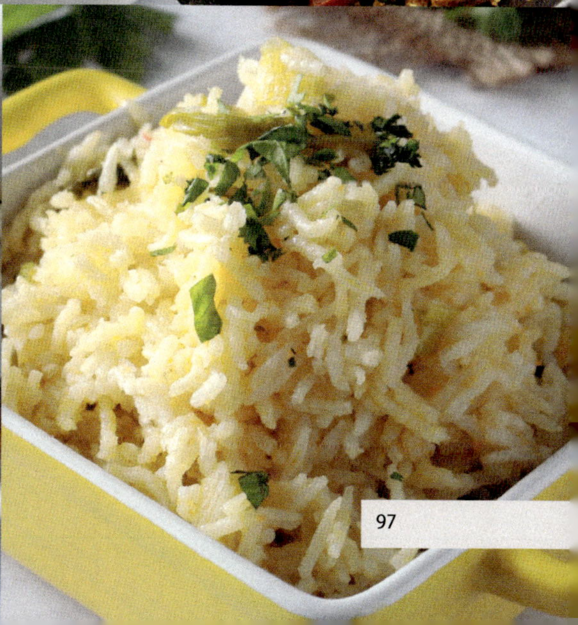

Made in the USA
Coppell, TX
12 December 2021

68102764R00059